健康中国·名医在身边

别让痛风缠上你

何羿婷　主编

U0263827

SPM 广东科技出版社
南方传媒 全国优秀出版社
·广州·

图书在版编目（CIP）数据

别让痛风缠上你 / 何羿婷主编. —广州：广东科技出版
社，2024.1
（健康中国名医在身边丛书）
ISBN 978-7-5359-8032-8

Ⅰ．①别… Ⅱ．①何… Ⅲ．①痛风 – 防治 – 普及读物
Ⅳ．①R589.7-49

中国版本图书馆CIP数据核字（2022）第249428号

别让痛风缠上你
BIE RANG TONGFENG CHANSHANG NI

出 版 人：严奉强
策划编辑：曾永琳
责任编辑：郭芷莹
装帧设计：友间文化
责任校对：李云柯　廖婷婷
责任印制：彭海波
出版发行：广东科技出版社
　　　　　（广州市环市东路水荫路11号　邮政编码：510075）
销售热线：020-37607413
http://www.gdstp.com.cn
E-mail：gdkjbw@nfcb.com.cn
经　　销：广东新华发行集团股份有限公司
印　　刷：广州市彩源印刷有限公司
　　　　　（广州市黄埔区百合三路8号）
规　　格：787 mm×1 092 mm　1/16　印张9　字数200千
版　　次：2024年1月第1版
　　　　　2024年1月第1次印刷
定　　价：49.80元

如发现因印装质量问题影响阅读，请与广东科技出版社印制室联系调换（电话：020-37607272）。

编委会

序

随着现代人生活方式和饮食结构的改变，高尿酸血症和痛风的发生率逐年上升，已成为威胁公众健康的常见病和多发病，而且痛风患者的长期高尿酸也是诱发急性心肌梗死、脑卒中、糖尿病等重大疾病的危险因素。这些疾病发生发展的一个不能忽视的原因是患者较差的治疗依从性，因此，长期规范的遵医治疗是确保痛风患者控制血尿酸水平达标、降低痛风发作频率的关键。

日常生活中很多患者对于痛风的危害认识不足，同时在服药的依从性、饮食管理、戒烟戒酒、运动保健等方面重视程度不够。医护人员开展通俗易懂的健康教育和科普宣传，满足患者对治疗相关信息的需求，形成正确的健康观念具有十分重要的意义。然而，由于文化水平的差异及医学的专业性，很多患者仍无法完全理解痛风相关宣教材料中繁杂文字所表达的持续规范化治疗的重要性。

中医诊治痛风历史悠久，疗效肯定，而且拥有众多简单适用的防治方法，深受百姓的喜爱，在痛风防治中具有举足轻重的作用。何羿婷教授主编的这本痛风科普书不仅具有浓厚的中医特色，而且内容科学、严谨，文字通俗、生动。书籍另辟蹊径，采用图文并茂、通俗易懂的方式，从痛风的发生发展、诊断治疗、衣食住行等多个方面给了读者多维度的详细指引，让患者能够十分轻松地认识痛风，了解痛风的防与治，帮助自己远离痛风，是广大痛风患者认识和预防疾病的实用宝典。

何羿婷教授从事风湿病的临床和科研工作30余年，作为广东省名中医，多年来她坚持不懈地传承发展名老中医的学术思想，充分发挥中医药的特色优势，针药并用，疗效显著，受到患者的追捧。祝愿她主编的《别让痛风缠上你》一书，能为痛风患者带去健康的生活指导，更好地健康生活！

国医大师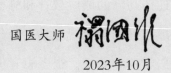

2023年10月

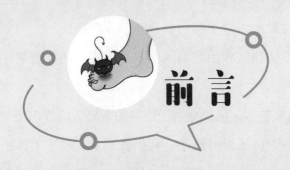

前 言

　　随着我国经济的迅速发展、人民生活水平的提高和饮食习惯的改变，痛风和高尿酸人群数量出现了爆发性增长，患病人数逐年上升且呈现出年轻化的趋势。目前我国的痛风发病率为1%～3%，最近国家风湿病数据中心网络注册及随访研究的阶段数据显示，痛风患者的平均患病年龄为48.28岁。痛风除了诱发关节损害、产生痛风石之外，还可能伴发肾脏病变及其他代谢综合征的表现，如高脂血症、高血压、糖尿病、冠心病等。

　　痛风是一种代谢性疾病，主要由体内尿酸过多引起，该病预后相对良好，如果能早期诊断并进行规范治疗，大多数患者可正常生活和工作。但目前人们对于痛风的早期防治意识薄弱，健康的饮食习惯和早期规范用药的观念也都不足，致使许多患者错过了最佳的治疗时机而产生不可逆的后果，如出现关节损害、痛风石伤口破溃长期无法愈合，甚至出现严重的肾功能损害导致需要透析治疗，更有出现危及生命的情况，这些都会给患者的身体、生活、工作及经济造成巨大的影响，所以痛风的防治刻不容缓。

　　中医药作为中华民族的瑰宝，传承发展了几千年，有其独特的疗效和优势。从古至今，中医药对痛风的诊治不仅历史悠久而且具有丰富的治疗经验，其作为一种安全有效的治疗手段目前仍在临床广泛应用。但如何科学有效地使用中医药方法预防和治疗痛风的发生发展，还需要更专业的中医风湿科医生来指导。

基于我国痛风的患者越来越多，而民众对于痛风的正确防治意识相对缺乏，作为临床一线工作的中医风湿科医生，我们将平常在临床上诊治及与痛风患者沟通交流中的体会，针对痛风患者的误区、困惑，并结合临证经验及相关文献指南等，从中医、西医两个角度给大家介绍痛风的来龙去脉、历史渊源、诊断和鉴别诊断等知识，同时进一步通过吃穿住行的方式和中西医的防治手段带来"未病先防""既病防变"的痛风科普知识，让大家能正确认识痛风，了解更多防治痛风的科学手段，预防痛风带来的危害，早日摆脱痛风的纠缠。

对于很多患者来说，专业的医学词汇往往如同天书，难以被准确理解，甚至有时会造成误解，因此，本书采用了更直观、更具有吸引力的图文结合的形式。但是，以非严肃的方式传达严肃的内容往往是不容易的，因此，本书的专业编写组和漫画组也是经过了反复的讨论与碰撞，认真打磨才最终成书。希望本书图文结合的形式能避免纯文字带来的枯燥、晦涩，以更有趣的方式让大家轻松了解痛风的相关知识，走近痛风的同时远离痛风。

何羿婷

2023年10月

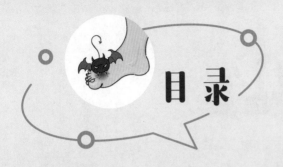

目 录

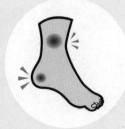
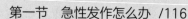
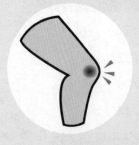

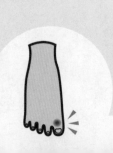

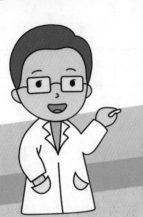

第一章 01

追古溯源
解痛风

"痛风"这个词，近几年经常出现在大众的视野。

逐渐年轻化的痛风，原来竟是个古老的疾病？

到底痛风是如何"痛"？刮的又是什么"风"？

在历史的长河中，历代的医生又是怎么看待这个疾病的？

请随着我们的步伐，去一探究竟吧！

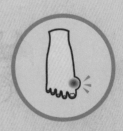

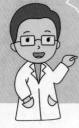

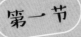
第一节

聊聊痛风的"痛"与"风"

一、"白虎噬骨"般的痛

从古至今，人们对痛风危害的感触最深的莫过于剧烈的疼痛。痛风在发病前往往没有任何先兆，一旦发作，短时间内就会让人产生撕心裂肺、难以招架的痛。有人用烧红的烙铁烙拇趾之痛来形容它，也有人用夜间"痛风魔鬼"前来啃咬拇趾之痛来描述，还有人用孕妇分娩时的"十级疼痛"来形容。可以说，其疼痛程度无论如何形容、怎么描述都不为过，这种疼痛真能把痛风患者折磨得痛不欲生。

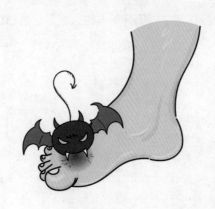

为什么会这么痛呢?

研究发现,70%以上的痛风患者第一次发病都位于拇趾关节,而人体四肢末端的神经分布丰富,即常说的十指(趾)连心,所以出现在这里的疼痛就像刀子扎在心上,难以忍受。

我国古代医家们根据痛风发病时疼痛如虎噬骨、剧痛难忍的情形,将它形象地称为"白虎历节"。

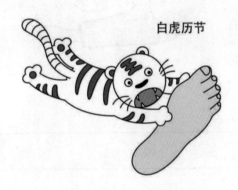

白虎历节

此外,痛风的痛,不仅程度严重,而且还有多种不同性质的痛。中医根据邪气偏胜的不同,将痛风疼痛的类型进行了细分。

(1)表现为酸痛、重痛,多是因为湿邪困阻。

(2)冷痛、绞痛明显的,多是受了寒邪。

(3)有时这个关节痛,有时那个关节痛,疼痛部位不固定的,多是由于风邪入侵。

(4)刺痛的,大多有瘀血。

(5)胀痛的,多半是气滞。

(6)灼热疼痛、关节局部发热比较明显的,则多为火热之邪偏重。

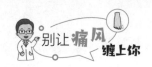
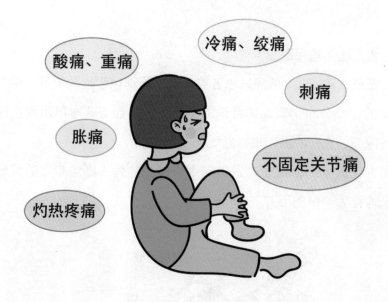

二、"来去无踪"的风

讲完了痛风的"痛",再来说说痛风的"风"。这个"风"字,可以说很形象了,用一句话来说就是——病情来得太快就像龙卷风。

为什么这么说呢?

痛风常常突然发作,疼痛剧烈,让人措手不及!在发病的早几年往往消退得十分迅速,一般情况下,就算不治疗,急性发作的痛风也会在3~10天内缓解,一般不超过2周,这在临床上称为"自限性"。所以,最初的几次发作,关节疼痛消退后,脚不红不痛了,关节也利索了,仿佛从来没有发生过痛风一样。

常言道"病来如山倒,病去如抽丝",而痛风刚发病的前几年却完全

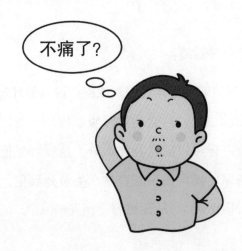

不是这回事，它来时气势汹汹，去后便无影无踪。许多朋友在痛风发作过后，什么症状都没有了，自然容易认为病完全好了。看着网上说的痛风多严重、多麻烦，都不以为然。

不过，"病去如抽丝"之类的老话之所以存在是有其道理的，加上"风"又是变化无常的，所以，痛风初次发作后，如果不调整生活习惯、积极控制饮食、尽早进行干预，这股"邪风"可能隔三五个月或者一年半载又会来造访，而且发作还会越来越频繁，甚至前一次还没好，下一次疼痛又开始了，令人苦不堪言。

三、痛风偏爱黑夜来袭

痛风犹如黑夜魔鬼，总爱在夜深人静之时，变本加厉地折磨患者，让人痛到无法入睡。这种发作规律，又是什么原因引起的呢？接下来分别从西医和中医两个角度来跟大家聊一聊。

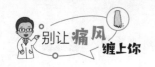

首先从西医的角度来看，原因有3个：

1. 夜间尿酸浓度相对偏高

有研究表明，尿酸的溶解度与体内尿酸浓度、血液循环等因素有关。人在夜间睡眠中血液流动缓慢，且会通过呼吸、排汗、夜尿等途径丢失水分，却又无法像白天一样可以随时补充水分，这样容易使机体处于缺水的状态，导致血液浓缩，使得血尿酸容易在关节处聚集，当血尿酸浓度积累到一定程度后，析出结晶，从而更容易诱发痛风。

2. 夜间激素水平相对较低

皮质醇是人体中一种重要的激素，它一般对人体的生长发育、代谢及免疫功能起到比较重要的调节作用，其有助于排尿酸，还能抗炎止痛。但皮质醇的分泌具有明显的昼夜节律性，0:00—2:00最低，3:00—5:00开始上升，6:00—8:00点达到高峰，之后逐渐下降。正是因为皮质醇在午夜分泌减少，才给了痛风发作可乘之机。

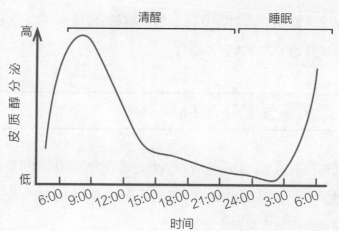

3. 夜间温度下降尿酸盐易沉积

有研究表明，尿酸盐的溶解度和温度有关，在一定程度上，尿酸盐的饱和度会随着温度的下降而降低，从而更容易发生沉淀。夜间入睡后人体新陈代谢减慢，体温相对较低，当尿酸达到结晶析出的温度和浓度，痛风发作也就顺理成章了，因此在夜间睡觉时需要注意保暖，尤其是肢体远端。

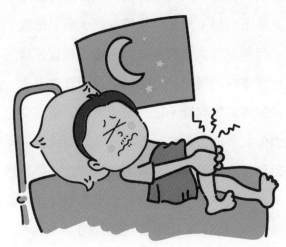

那么，中医又是怎样认为的呢？

中医认为痛风多由外感风寒湿邪，郁久化热，或脾肾不足，或痹病日久，体内的湿痰瘀阻所致。痛风之所以会痛，大抵是因为关节经络受阻、气血流通不畅所致，即日常所说的"不通则痛"。

那么，人在什么情况下更容易出现气血运行不畅呢？中医说"寒性凝滞"，所以肯定是非"寒邪"莫属了。为什么这么说？因为人体气血津液的运行需要依赖阳气的温煦推动才能畅通无阻，而"寒为阴邪，易

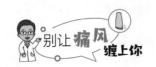

伤阳气"，所以当寒邪侵入人体，影响了阳气的温煦，经脉气血就会凝结、阻滞不通，不通则痛。对于痛风患者来说，当夜深寒气渐盛，尤其在夜半寒气最重之时，稍不注意就会容易受寒，因此会比白天阳气旺盛的时候更容易引起痛风发作，正如《黄帝内经·素问·痹论篇》所说的"痛者，寒气多也，有寒故痛也"。

那么问题来了，痛风发作的时候常常表现为关节的红、肿、热、痛，属于热证，为什么会在寒气重的夜间突然发作，且发作的时候疼痛会比白天厉害呢？《黄帝内经·灵枢》中曾说："营卫稽留于经脉之中，则血泣而不行，不行则卫气从之而不通，壅遏不得行，故热。"什么意思呢？简单来说就是体内的气血停滞于经络，即气血不通，停留久了就会引起发热。痛风患者多为脾肾不足、湿浊瘀阻，长期处于气血通达不畅的状态，而湿浊郁久了就会化热，蓄积成毒，所以当感受风寒湿或食用肥甘厚腻之品后便会突然发作，表现为关节的红、肿、热、痛。另外，由于夜间寒邪重，导致体内气血瘀滞比白天严重，所以夜间发作会比白天剧烈，红、肿、热、痛自然而然也就更厉害了。

另外，为何其他痹病如类风湿关节炎、强直性脊柱炎或骨关节炎等不会像痛风这样夜间发作，且发作时不一定出现红、肿、热、痛呢？这个又要回归到痛风急性期的病因病机了。国医大师朱良春将痛风一病的病因高度概括为"症似风而本非风""乃浊毒瘀滞使然"，也就是说痛风发作来去如风，其本质是因体内的浊毒瘀滞所致，如果遇到外邪，或者吃了肥甘厚腻之品后便容易发作。而其他的痹病，虽然也会夹有湿浊痰瘀，但是类风湿关节炎发病关键是风寒湿邪入肾伤骨，尤其是寒湿之邪深侵入肾，导致骨质受损；强直性脊柱炎是因为肾督阳虚、阳气不得开阖；而骨关节炎是肝肾亏虚、慢性劳损所致，夜间皆可能会因为受寒而加重疼痛，但是由于痛风患者本身湿浊瘀滞较重，夜间容易郁而化热，且肥甘厚腻之品具有助湿生热的特点，因此发作时更易出现红、肿、热、痛。

此外，根据中医经络理论云"亥焦子胆丑肝通"，认为丑时（1:00—3:00）是肝经当令之时，而足厥阴肝经起于拇趾，此时肝奋起疏泄、正邪交争，所以肿痛常见于夜间（丑时）发作，且发作时常常出现第一跖趾关节的疼痛。

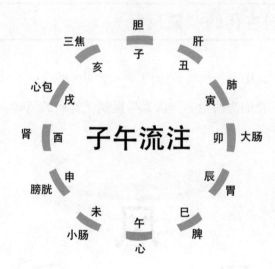

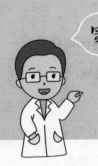

第二节

穿越千年识痛风

一、中国古代的"痛风"

在我国古代，中医经典《黄帝内经·素问·痹论篇》就有记载："风寒湿三气杂至，合而为痹也。"认为痛风属于痹病的范畴。

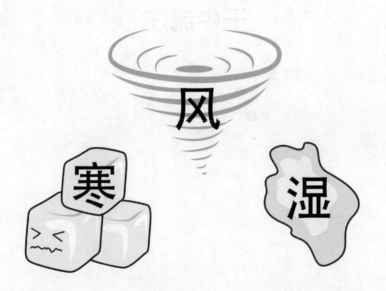

另一部中医经典《金匮要略》对痛风的认识有了很大的进展，也有了更丰富的内容，它把痛风命名为"历节"，同时强调了饮食不节与痛风

有很大的关系。

到了隋唐，乃至宋代时期，古人把痛风命名为"白虎病""白虎历节"，意思是说痛风发作时，关节痛得就像被老虎咬了一样，相当痛苦。如《诸病源候论·历节风候》一书记载："历节风之状，短气，自汗出，历节疼痛不可忍，屈伸不得是也。"宋代许叔微《普济本事方·风寒湿痹白虎历节走注诸病》也有描述："白虎历节，诸风疼痛，游走无定，状如虫啮，昼静夜剧。"

而大众熟知的痛风之名始于金元时期。该时期有一位相当著名的医家名为朱丹溪，其著作《丹溪心法》中记载："痛风者，四肢百节走痛，书中谓之白虎历节风证是也。"首次对痛风进行了详细的描述。那时蒙古人统治中原，而蒙古人的饮食习惯和汉人不同，多以肉食为主，因此当时蒙古人中得痛风的贵族也不少。

清代也有关于痛风的记载。陈歧《医学传灯》中记载："痛风者，遍身疼痛，昼减夜甚，痛彻筋骨，有若虎咬之状，故又名为白虎历节风。"形象生动地描述了痛风发作时出现的疼痛之状。

二、西方古代的"痛风"

而关于国外对痛风的认识，医学家们都熟悉詹姆斯·吉尔雷（James Gillray，英国讽刺漫画家和版画家，1757—1815年）有关痛风的画作。在一幅题为"痛风"的画作中，痛风像一个狼吞虎咽的恶魔，正在吞噬一个拇趾。

可以看出，在人类史上，对痛风的认识始于拇趾的疼痛，痛风是一种历史悠久的疾病。由于痛风有骤然发作、剧烈疼痛的特征，加之多发于

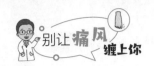
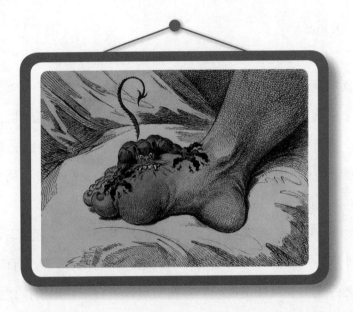

达官贵人、才子佳人，故痛风的历史不仅在医学史上有记载，甚至在神学、考古学、文学、绘画及历代史书中均有记载。

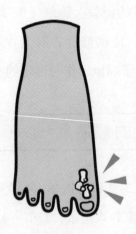

作家、戏剧家琉善（Lucian，125—180年）曾如此描述痛风："手指脚端，红肿酷痛。骤然而至，屡犯时缓。蛀骨如蠹，久成石结。运动受限，累及脏腑。反复发病，危及生命。"

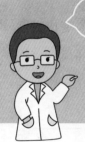

西方名医说痛风

一、希波克拉底说痛风

痛风的拉丁文是gutta或tophus，分别代表沉积、聚集或筋瘤、结节肿块的意思。对于痛风的科学认识和医学实践，始于公元前5世纪，医学之父希波克拉底的临床巨著《希波克拉底文集》是有史以来第一部记载完整的纪实性痛风论述。这本书包含痛风特征的详细记载，还出现了风湿一词，其源于古希腊语rheuma，意指流动，反映了人们对风湿病因的推测。这本书认为人体内有4种基本体液：血液、黏液、黄胆汁和黑胆汁，其中任何一种液体失调或异常流动均可引起风湿病。虽然他对体液通过什么方式和机制而引起关节炎症未予说明，但近2 000年里，体液论在风湿病的病因学中占据着统治地位。他指出痛风是由于体液过多，侵蚀关节造成的。对痛风性关节炎的特征，他有三句格言："宦官不患痛风。""绝经后的妇女方有可能患痛风。""青年男性由于荒淫无度才有痛风。"如今唯第三句不被认同，此时认为是男性起病在青春期性成熟后，而并非由荒淫无度造成的。其余两句则沿用至今。

希波克拉底是第一个描述痛风的人，他称痛风为"不能步行的病"，

还指出，拇趾是所有关节中最常受累的部位，持续时间长，易变成慢性疼痛固定在拇趾而不致命。他认为饮食治疗很重要，嗜酒与痛风有密切关系。

二、盖伦话痛风

古罗马时期的盖伦是继希波克拉底之后最伟大的学者和临床医师，同时他也是一名对痛风有较深研究的学者，他认为痛风发病是由性生活不节、遗传和体液在体内的蓄积造成的，因此他强调节饮食、戒酒、禁欲是防止痛风发作的3个要素。另外，盖伦还注意到有遗传倾向的痛风比后天获得者病情重，但他不能解释为何到了老年性功能衰退后痛风发病率反而升高这一事实。当时的学者认为痛风是他们那个时代腐败的象征，甚至发现那些有奢侈生活习惯的女性易成为痛风患者，所以痛风在那时成为罗马帝国众多文人墨客嘲讽的对象，但从另外一个角度来说，痛风已经成为一个非常常见的疾病。"痛风是酒神和维纳斯的女儿"，盖伦也因为这句而闻名。

此外，盖伦还首次描写了痛风结节，并留下有关亚撒皇帝详细的痛风遗传史。这位杰出的科学家还建立了医学实验的基本方法，但他们对痛风这个以关节炎和痛风石形成特点的疾病的本质却一无所知，只是推测这个疾病可能与某种有毒物质沉积于关节内有关。希波克拉底和盖伦的观点延续了近2 000年。

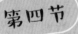

第四节

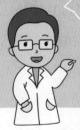

现代生活聊痛风

> 随着人们生活水平的提高和生活方式的改变，高尿酸血症和痛风的患病率逐年增加，据估计，我国普通人群高尿酸血症的患病率大约为10%，与糖尿病患病率相当。而在我国沿海和经济发达地区的高尿酸血症的患病率达20%以上，已经达到或接近欧美发达国家水平。《2017中国痛风报告白皮书》中指出，痛风的发病在我国极具地域特色，沿海地区与经济发达地区多为痛风高发区，对美食关注度高的广东与川渝地区也为痛风高发区。对于城市，青岛、重庆、广州为榜上有名的三大痛风高发城市，那么这三个城市到底与痛风有何渊源？

一、蛤蜊加啤酒，痛风跟着走

作为全国痛风发病率最高的城市，青岛被称为"中国痛风冠军城市"。据有关统计，该城市男性痛风发病率为2.2%，远高于全国城市平均0.96%的发病率。痛风已经像啤酒、海鲜一样，成为青岛的"特产"。

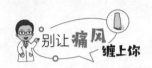

殊不知，这痛风还真与啤酒、海鲜有关。青岛的当地土话形容日子快活，就叫"哈（喝）啤酒、吃嘎拉（蛤蜊）"。青岛人最喜欢的美食搭配就是"蛤蜊加啤酒"。

研究表明痛风发作与食物嘌呤密切相关，啤酒和海鲜都是诱发痛风的高风险饮食。海鲜是高嘌呤食物，其中尤以蛤蜊等贝类海鲜嘌呤含量为高，而嘌呤的代谢产物就是尿酸。啤酒在发酵过程中产生的各种成分，会抑制体内尿酸的排泄，两者搭配在一起食用，结果是推波助澜，大大升高体内的血尿酸浓度，增加痛风的发病风险。

事实上，许多沿海城市，像烟台、威海等地也都是痛风病的高发区。

青岛：蛤蜊加啤酒，痛风跟着走

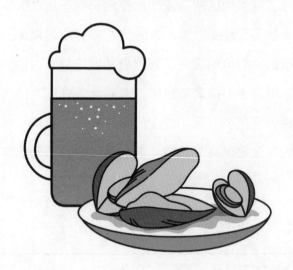

二、火锅配啤酒，尿酸"往上走"

重庆市第三军医大学西南医院在2011年的10个月间，4万余名男性体检报告显示，高尿酸血症患者最多，接近总体检人数的30%。重庆不是沿海城市，海鲜不多，为何高尿酸血症发病率也如此之高？

其实，这与重庆人喜欢吃火锅的饮食习惯密不可分。火锅原料主要是肉类、动物内脏，也会搭配一些海产品、菌菇、豆制品，经长时间熬煮，再饮啤酒，自然是火上浇油。有调查显示，吃一顿火锅比吃一顿其他正餐摄入的嘌呤高出至少10倍，久煮的火锅汤底中的嘌呤更多。火锅与啤酒相伴，高尿酸的叠加效应不容小觑。

重庆：火锅配啤酒，尿酸往上走

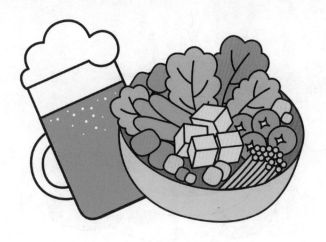

三、常喝老火汤，痛风最爱他

据广州市内多家医疗机构近2 000份体检报告显示，广州20～35岁居民尿酸指数超标率接近30%。无论是相对于国内平均水平而言，还是和其他城市比较，广州人都太"酸"了。都说"食在广州"，饭前喝老火

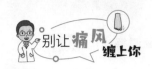

汤，菜品多清蒸白灼，广州人的饮食堪称养生，为何也容易患痛风呢？

遗憾的是，问题就在老火汤上。广州医学院荔湾医院在荔湾区进行的一项社区居民高尿酸血症调查结果显示，该区域居民高尿酸血症发病率为20.73%，远高于全国平均10%的发病率，而痛风患病率为1.43%。患病人群习惯煲汤且多为肉汤，每周在3次以上。老火汤在烹煮的过程中，肉类中含有的大量嘌呤物质都溶解于汤中，在喝汤的同时喝下了大量的嘌呤。

广州：常喝老火汤，痛风最爱他

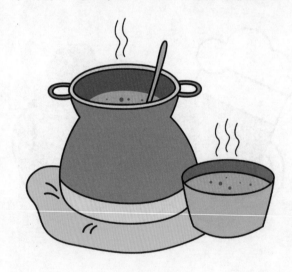

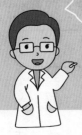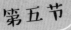

第五节

为什么会惹上痛风

> 大部分人都知道痛风发病或者复发与个人饮食习惯存在密切关系。从现代医学的角度来说，痛风与人体内血尿酸水平升高有关，其涉及的病因有遗传因素、环境因素（季节变化、社会环境），以及心理、饮食、生活习惯等因素。那么，从中医的角度来说，大家是否知道痛风是怎么来的？

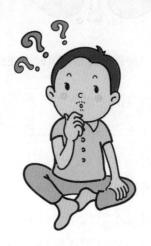

总的来说，中医认为痛风的发作是由于风寒湿浊之邪乘虚内侵，留滞关节，痹阻经络，从而导致关节疼痛，痛如虎啮，甚则关节肿大变形。其主要与人体的正气不足及感受外邪相关。

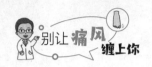

一、脾肾亏虚是痛风的内在原因

中医认为，人有两个"本"——脾和肾，肾是先天之本，脾是后天之本。本，即根本，是最重要的部分，为何又有先天后天之分呢？这是针对脾肾具体功能来说的了。不过要注意的一点是，中医说的脾和肾跟现代医学所说脾脏和肾脏不是同一个概念。

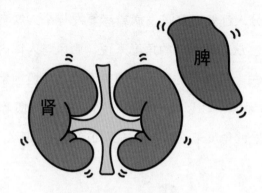

脾肾亏虚是痛风的内在原因

中医的肾贮藏人体生命活动极为重要的本源物质——肾精，而肾精主要来源于父母，又有先天之精之称，故说"肾为先天之本"。肾主生殖，与男性女性生殖器官的发育及生殖能力关系密切，肾精、肾气能促进机体的生长发育与生殖功能的成熟。同时"肾主骨，生髓，主水液代谢"，什么意思呢？这是说水液代谢、骨骼方面的问题都是肾主管，骨髓的化生也和肾相关。只有当我们从父母继承来的先天之精充足，肾的生理功能正常，机体相关组织乃至全身才能健康无病。换句话来说，若是肾先天不足，出现肾失气化、主水的功能失衡，就会使水湿积聚、浊毒内蕴，若是瘀滞肢节、皮肉就会导致四肢关节肿胀疼痛。

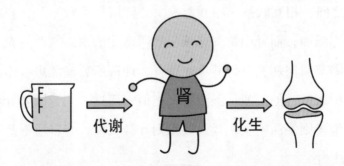

中医认为脾主运化水谷及四肢肌肉，即食物的消化、消化后的水谷精微的转输及四肢肌肉健壮与否等方面的生理、病理都由脾主管。人后天的生命活动都要靠脾化生的气血等基础物质来维系，所以脾被称为"后天之本"。当脾的运化功能正常，机体消化吸收功能方才健全，才能化生充足的精、气、血、津液，充养脏腑经络、四肢百骸及筋肉组织，而进行正常的生理功能活动。反之，如果脾亏虚，运化方面出了问题，相应的机体正常生理功能也会受到影响，如出现腹胀、便溏、食欲不振，以至倦怠、消瘦和气血生化不足等情况。另外，脾主运化水谷，还包括运化水饮这一方面，当脾失健运，水饮运化失调，则会内生湿浊，湿浊留滞关节经络会导致或加剧肿胀疼痛，这也是《黄帝内经》所说"诸湿肿满，皆属于脾"。

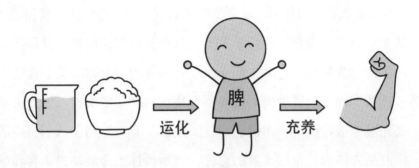

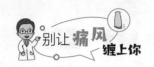

　　脾肾之间，相互联系，相互影响。"脾阳根于肾阳"，脾之健运，须借肾阳之温煦，而肾中精气亦赖于脾所运化的水谷精微的充养。痛风虽属筋骨关节肌肉病变，但其本在脾肾，西医所言痛风患者体内过多的尿酸即与中医所言的痰浊、湿浊内聚相似，而这一切皆因脾肾功能的失调，脾失健运则湿浊内生，肾失气化则开合失度，当排泄不及时，则致使水湿痰浊内生。

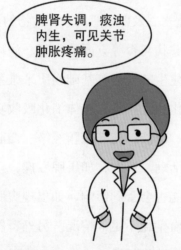

脾肾失调，痰浊内生，可见关节肿胀疼痛。

二、湿、痰、瘀是痛风的重要病机

　　痛风性关节炎急性发作期，受累的关节表现为红、肿、热、痛和活动受限，其主要是由于湿热邪毒郁于关节，气血运行受阻所致。除湿热之外，中医认为"久病多痰""久病必瘀"，当体内有瘀血，关节疼痛会更剧烈、持久。而关节漫肿畸形则离不开痰饮这一罪魁祸首。怎么去理解呢？要先对中医常说的"水湿、痰饮、瘀血"有一个初步认识。中医认为，津液是人体内正常的水液的总称，是为机体生命活动提供营养的基础物质。当人体脏腑功能失调，津液代谢出了问题，即从正常变为异常，那么水湿痰饮就由此产生了。因此也可以简单地把水湿痰饮看作津液的反面。同理，血液作为为机体提供营养的另一基础物质，当它的代谢出了问题，就会产生瘀血等病理改变。当水湿、痰饮、瘀血等病理产物在体内堆积，影响机体正常生理功能，人就会出现亚健康甚至疾病状态。就痛风而言，当水湿、痰饮、瘀血停滞于局部关节，除了局部气血运行不畅而产生疼痛、肿胀外，严重时还会出现关节的畸形，日久还会出现痛风石。因为痛风急性发作多伴有热邪的"加油助阵"，因此关节往往会出现发红、发烫。

在这里需要说清楚的是，中医说的瘀血与西医说的血栓还是有区别的，大家不能将二者简单地画等号。

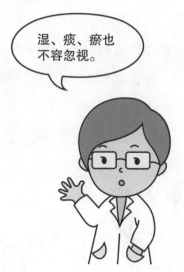

湿、痰、瘀也
不容忽视。

三、饮食、情志、外邪是痛风的诱因

饮食不节，平素喜欢吃肥甘厚腻之品或过度饮酒，损伤脾胃，脾失健运，湿浊内生。湿浊因脾胃受损而生，反过来又困阻中焦脾胃，影响脾

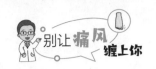

胃气机，即中医所说"湿困脾"。脾胃功能受损后，气机升降失调，进而聚湿生痰，如此恶性循环，且湿郁化热，日久成瘀。湿热痰瘀聚于关节，表现出红、肿、热、痛，发为痛风。

情志不遂，忧思气结，或郁怒伤肝，而肝属木，脾属土，木旺乘土，肝气横逆犯脾，脾失健运，气机失调，气血壅滞，痰湿凝聚，诱发痛风。

另外，当外邪乘虚入侵关节也可导致痛风发作。前面讲了饮食不节所致的内生湿邪，这里的外邪指风、寒、湿之邪。由于风善行数变，外感风邪后往往发病急、变化快、病位游走不定、症状变幻无常。而"寒性凝滞"，寒邪侵犯机体，易致气血津液凝滞不畅，若此时机体原本存在湿、痰、瘀等病理产物，九者相合，使气血运行更为不通畅，"不通则痛"，因此所引起的疼痛往往较为剧烈。至于湿，包括居处或工作环境寒冷潮湿，或涉水淋雨，或长期水下工作，或气候剧变等会容易导致风寒湿邪侵袭人体，从而导致痛风的发生。

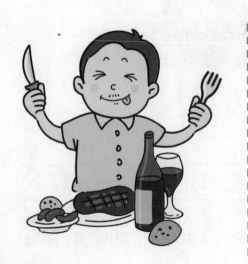
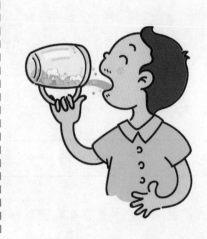

第二章 02

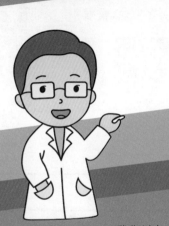

火眼金睛
识痛风

我们该如何判断自己有没有高尿酸？是不是患有痛风？

痛风和高尿酸血症——这对"兄弟"，究竟是什么关系？

痛风除了"痛"，还会给身体带来什么影响？

还有什么疾病容易伪装成"痛风"，混淆你的视线？

……

了解这些，你也可以拥有辨别痛风的"火眼金睛"。

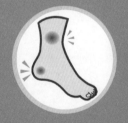

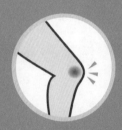

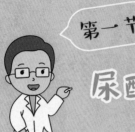

尿酸，你真的测对了吗

> 大家都清楚，尿酸是痛风发作重要的"幕后黑手"。所以很多读者朋友都知道，要想知道尿酸高不高，可以去医院检测一下。但怎么测、何时测、怎样才算高……这些问题你真的清楚吗？

一、尿酸的来龙去脉

（一）尿酸的来源

尿酸是人体嘌呤代谢的终产物，人体每天大约产生750毫克血尿酸，其来源有两个：一是内源性，内源性嘌呤代谢，约占体内总尿酸量的80%；二是外源性，摄入富含嘌呤饮食或核酸蛋白食物，约占体内总尿酸量的20%。外源性的尿酸尽管只占20%，但每天饮食摄入的高嘌呤是导致血尿酸水平升高的重要原因，这也是为什么痛风患者必须控制嘌呤的摄入。

（二）尿酸的排泄

在正常状态下，人体尿酸30%从肠道和胆道排泄，70%经肾脏排泄。任何原因引起尿酸来源增加和/或尿酸排泄减少，均可导致血尿酸水平增高。流行病学研究发现：正常女性血尿酸值为25～60毫克/升（150～360微摩尔/升），女性绝经后血尿酸水平接近男性，正常男性血尿酸值为35～70毫克/升（210～420微摩尔/升）。在正常人体生理条件下，血中98%的尿酸以尿酸盐形式存在。血清中尿酸盐最大饱和量约为70毫克/升，超过此值将会有尿酸盐晶体析出的可能。

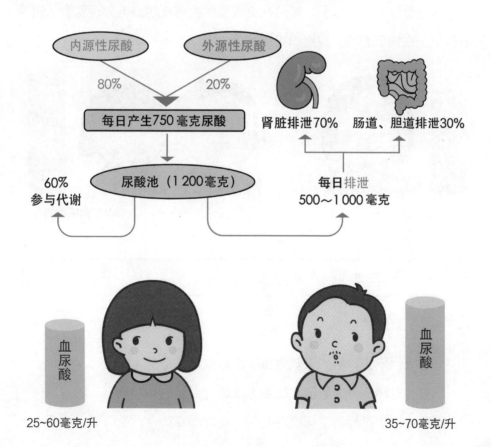

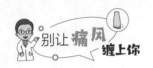

二、多高的尿酸才算"高尿酸"

"高尿酸血症"耳熟能详，但多少算高？

先来看看权威的诊断标准：

在正常嘌呤饮食状态下，非同日2次空腹血尿酸水平男性和绝经期女性高于420微摩尔/升，非绝经期女性高于360微摩尔/升，即称为高尿酸血症。

为什么是420微摩尔/升和360微摩尔/升呢？

因为超过了这个水平，尿酸在血液里的溶解度达到饱和，就会从血液中析出，在关节腔和其他组织里沉积了。

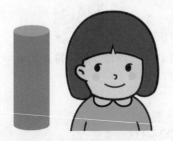
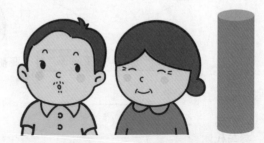

≥360微摩尔/升   ≥420微摩尔/升

三、查尿酸前，要注意些什么

1. 正常嘌呤饮食

一顿火锅下去，第二天就测出了高尿酸，真是令人忧伤啊。

不过，这样测得的数值无疑是不准确的。

诊断标准上已经给了标准答案——正常嘌呤饮食，说白了，就是不滥吃海鲜、火锅、牛肉等高嘌呤食物，不喝酒；但也不用清汤寡水，辛苦忌口。

建议检查尿酸前3天清淡饮食最佳，少吃高嘌呤食物。

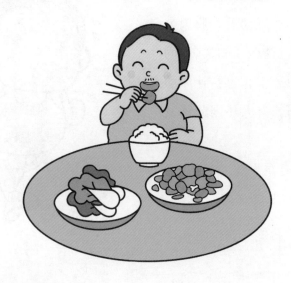

2. 空腹检查尿酸

进餐会使尿酸水平产生变化，影响化验的准确性。尿酸检查前一晚22:00之后禁食，清晨空腹检查尿酸，这样得出的结果才会比较准确。

22:00后

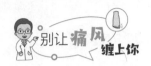

3. 避免剧烈运动

剧烈运动后也不建议进行尿酸检查，因为剧烈运动后，肌肉分解腺嘌呤核苷三磷酸（ATP），间接促进尿酸的产生，也会让尿酸检查结果偏高，有人还因此诱发了痛风。

因此，不要在跑步、快速登梯等运动后到医院检查尿酸。

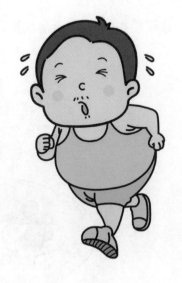

4. 调整影响血尿酸的药物

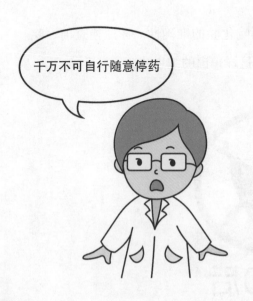

千万不可自行随意停药

尿酸水平也会受药物影响，如氢氯噻嗪、美托洛尔、小剂量阿司匹林、吡嗪酰胺等药，这些药物长期服用可减少尿酸排泄量，从而使血尿酸升高。

虽然如此，但有些疾病的药物可不能随随便便就停用。

需要检测血尿酸时，告知医生自己的服药情况，由医生根据病情做出用药方案的调整，千万不可自行随意停药。

四、尿酸需不需要反复检查

尿酸反复检查是很有必要的。

检查了一次尿酸正常，不能因此就掉以轻心了，尿酸高了也不用过于紧张。

血液中的尿酸会受各种因素影响而波动，会因为检查当天的身体状况、前一天的饮食情况、运动量、使用的药物等而变化。

诊断标准提出"非同日两次"，意思是在不同的日子里，同一个时间段，测定两次或两次以上尿酸再取平均值，这样得出的结果更可靠。

若是发现了两次以上血尿酸升高的朋友，则需要尽快去医院就诊，让医生根据尿酸水平提供适当的建议或治疗。

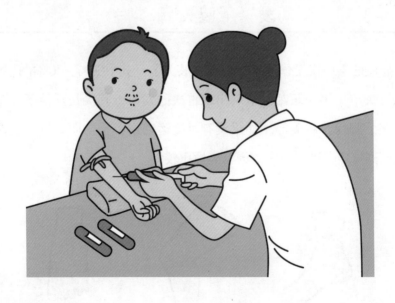

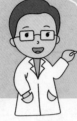

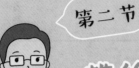
第二节

蛛丝马迹找痛风

> 在生活中出现什么样的症状，可能会是痛风的发作，需要及时就医呢？
>
> 就医的过程中，告诉医生什么内容，可以帮助医生更快地做出判断？

一、痛风"偏爱"下肢关节

痛风的第一次发作通常出现在下肢关节。其中60%~70%的痛风患者以拇趾关节（第一跖趾关节）出现首次的发作，其次是其他下肢关节，如足跟、脚踝、膝盖等。如果没有过度运动或者受伤而突然出现拇趾根部的剧烈疼痛，则痛风发作的可能性比较大。

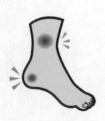 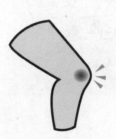 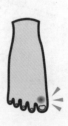

二、痛风，风一样的"狠角色"

痛风"来去如风"，因为它来得快去得也快。

起病快、疼痛重、消退快是痛风的特点。通常剧烈疼痛在夜间或凌晨发作，24小时内就可以到达最高峰，常常伴有局部组织的红肿、发热，无论进不进行治疗，1~2周内关节炎都可以完全消退。

如果之前下肢发作过关节痛，又符合上述的疼痛特点，就不能排除痛风的嫌疑。就算关节已经不痛不痒，仿佛噬骨的疼痛从来没有发生过，也需要去看医生，及时进行诊断和干预。

一周前　　　　　　　　**一周后**

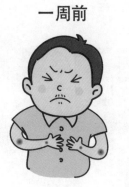 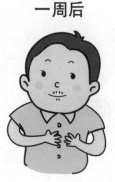

三、发作之前的"导火索"

"关节突然就痛得像刀割一样，明明什么都没做啊！"

仔细想想，真的什么都没做吗？

没有明显诱因的痛风发作固然有，但大部分患者的痛风发作，还是有迹可循的。

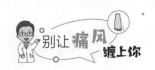

在痛风发作的诱因中，高嘌呤饮食、饮酒是最常见的，特别多见于青壮年患者；过度劳累、剧烈运动、受寒、情绪波动等原因也可导致痛风发作；中老年人服用阿司匹林、降压药、利尿剂等，引起尿酸升高，也可能会诱发痛风。

另外，痛风有明显的家族聚集性，如果亲戚中有人患过痛风，那么其他亲人的发病率也会比普通人要高。

所以，仔细想想关节痛之前，是不是跟朋友聚会了、同客户应酬了？是不是久违地痛快健身了？或者不小心着凉了？抑或是加班熬夜忙一宿？如果发作前有任何"蛛丝马迹"，记得如实跟医生说，可以帮助医生诊断病情。

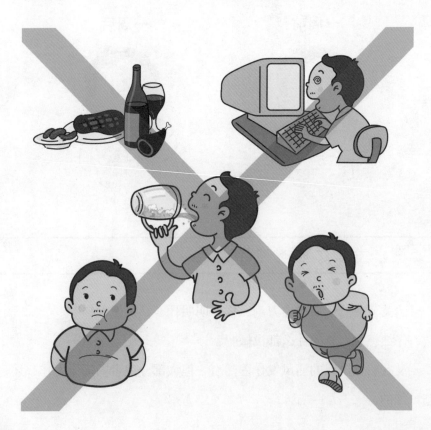

四、症状不典型，就医莫轻心

上面提到的多数是痛风的典型症状。但凡事都会有特例，痛风也不例外。如果出现了这些不典型的症状，请及时到医院就诊：

（1）出现发作性关节疼痛，但检查血尿酸并不高。

（2）首次发作疼痛部位不典型，如腰部、髋部、上肢等其他位置出现发作性疼痛。

（3）原因不明的慢性持续性关节肿胀、疼痛、活动受限。

（4）关节局部出现肿胀、硬结，影响关节活动，但没有明显的痛风急性发作。

除了常规的血尿酸检测之外，医生还可以通过超声、双能CT等检查进一步明确关节不舒服的原因，判断究竟是不是痛风。不要因为"感觉不像痛风"就忽略了身体的报警信号，否则后患无穷。

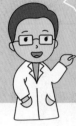

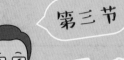

弄清痛风与尿酸

> 有些朋友可能有这种疑问：痛风就是尿酸高吗？
>
> 我年年体检尿酸都高，可是从来没有痛过？这个怎么解释呢？

尿酸高不等于痛风！

一般尿酸高多指高尿酸血症，高尿酸血症是指血尿酸超过正常生理范围。痛风属于代谢性疾病，是由于尿酸盐结晶沉积于关节、软组织和肾脏，引起关节炎、皮肤病变及肾脏损害的一种疾病。

高尿酸血症与痛风其实是同一疾病的不同状态，2020年《高尿酸血症/痛风患者实践指南》针对高尿酸血症和痛风的不同疾病状态进行了新的定义，根据进展和表现分为3个阶段、8个状态（不同疾病状态可同时出现），见表2-1。

表2-1 高尿酸血症和痛风的疾病状态

	阶段	状态
临床前阶段	无症状高尿酸血症	高尿酸血症，不伴有关节炎等症状
	无症状单钠尿酸盐（MSU）沉积	有MSU沉积证据，但不存在痛风（可通过影像学或显微镜下证实MSU沉积）
	无症状高尿酸血症伴MSU沉积	高尿酸血症并MSU沉积，但不存在痛风

（续上表）

	阶段	状态
临床阶段	痛风	由 MSU 沉积引起临床症状的疾病（包括痛风发作、慢性痛风性关节炎或皮下痛风石）
	痛风石性痛风	痛风伴至少一处皮下痛风石
	侵蚀性痛风	痛风伴至少一处痛风性骨破坏
病程阶段	初次痛风发作	痛风首次发作
	复发型痛风发作	一次以上的痛风发作

一、高尿酸血症一定会引起痛风吗

高尿酸血症不一定会引起痛风。

高尿酸血症，是痛风发生最重要的生化基础和最直接的病因，痛风的患病率和血尿酸水平成正比。

但是，并不是所有高尿酸血症患者都会发展成痛风。调查发现，只有1/3的高尿酸血症患者会发展为痛风，很多患者可能一生都处于无症状高尿酸血症期。当尿酸盐结晶在机体组织中出现沉积，激活机体炎症反应时，痛风才会发生，而这个过程并非人人会出现。

另外，女性绝经前雌激素水平较高，可促进尿酸排泄，虽然饮酒、进食高嘌呤饮食后也会出现尿酸升高，却很少有痛风发作。

一般来说，尿酸越高，发病的风险也相对越大！过高的尿酸，对身体

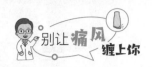

也会造成不可忽视的影响。千万不能因为不痛就胡吃海喝，抱着"痛风不会找上我"的侥幸心理，"祸根"可能就这么不经意地埋下了。

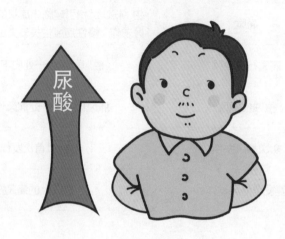

二、痛风发作时尿酸一定会升高吗

痛风发作时尿酸不一定会升高。

有数据指出，痛风急性发作时，有14%左右的患者血尿酸处在正常水平。目前普遍认为，痛风发作时的关节剧烈疼痛，可引起人体内一种名为促肾上腺皮质激素的物质加速分泌，其在抑制关节炎症的同时，也促进肾脏排泄尿酸。所以，关节疼痛时尿酸不高，不能排除痛风的可能性。

当血尿酸水平突然发生剧烈波动时可能诱发痛风，而此时血尿酸却不高。比如，服用降尿酸药物期间，血尿酸迅速降低，沉积在关节组织等处的尿酸盐结晶快速溶解，产生一些"微晶体"，刺激关节，从而导致痛风发作，这时尿酸值也可能是处于正常范围。

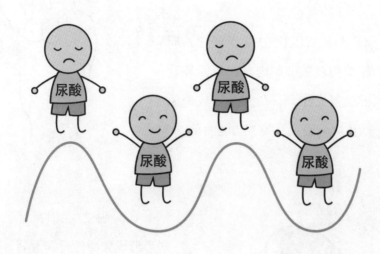

三、痛风仅仅只是关节痛吗

真相并非如此！

关节痛仅仅只是痛风的表现之一。

痛风一旦发作，代表着尿酸盐在人体组织中沉积，并开始出现相关的症状。

简单来说，就是血液中的尿酸太浓，它们在血管里待不下去了，开始在人体的其他地方寻找落脚点。

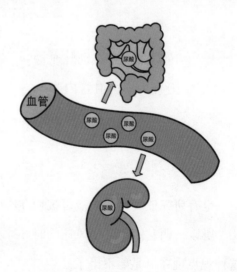

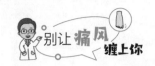

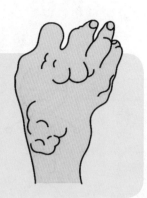

（1）尿酸沉积在关节软骨、周围的软组织及关节腔内时，可能导致痛风的反复发作，日久甚至形成痛风石，严重影响美观及关节功能活动。

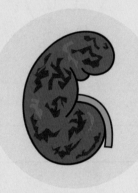

（2）尿酸沉积在肾脏，则可形成尿酸性肾病及肾、输尿管结石，进一步影响肾功能；肾功能下降则又会导致尿酸排泄量减少，体内的尿酸水平节节攀升，形成恶性循环。

（3）尿酸沉积在动脉血管壁上，则直接损害血管内膜。血管变硬、堵塞，尿酸也是"幕后帮凶"之一。

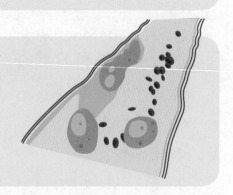

也有研究证实，尿酸盐可沉积在心肌或心脏内膜而损害心脏。

所以，朋友们，"痛风痛的时候才去看医生，不痛了就不用管了"，这种观点现在可是要不得了。

四、无症状高尿酸血症，真的"无症状"吗

当然不是真的。

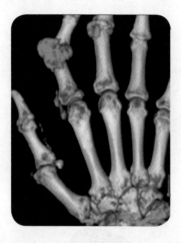

"无症状"指的是没有痛风发作，但并不代表没有其他问题。

正如我们上面所说的，尿酸一旦长期超标，尿酸盐的沉积就已经开始。即使没有急性关节炎，高尿酸对身体带来的破坏依然在悄悄地发生着，做双能CT或者关节超声可以发现有没有尿酸盐沉积。

如上面这张图就是双能CT上可以看见的尿酸盐。

此外，近年来，"代谢综合征"这一疾病渐渐进入了人们的视野。患者同时出现多种代谢异常，如肥胖和"三高"（高血脂、高血压、高血

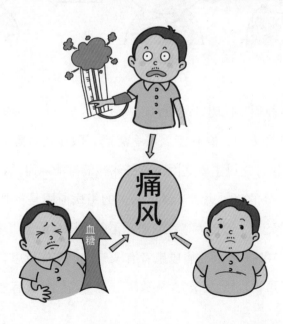

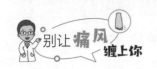

糖），严重地威胁人体的健康。多项研究表明，在高尿酸血症人群中，肥胖、高血压、糖尿病、高脂血症的患病率相比正常人要显著增高。高尿酸血症和代谢综合征的密切联系，正在被慢慢揭示。

五、高尿酸血症和痛风会遗传吗

很多痛风的患者也许心里会问，我得了痛风会遗传给我的下一代吗？

答案是：痛风具有明显的遗传倾向！

痛风是具有一定遗传可能性的

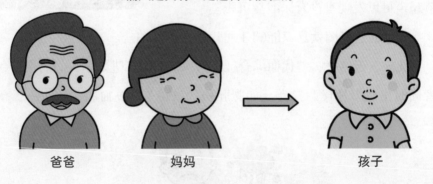

爸爸　　　　妈妈　　　　　　　孩子

痛风是一种嘌呤代谢紊乱所致的疾病，其发病有明显的家族倾向。在遗传基因多态性方面，直系亲属中有患高尿酸血症者患痛风的风险是正常人的44.142倍。痛风主要是因为肾脏尿酸的排泄障碍或者是尿酸生成过多，而绝大部分的痛风患者（约90%）的患病原因是肾脏的尿酸排泄障碍。相关研究显示，遗传因素在肾脏尿酸排泄障碍的患者中占了84%；还有调查显示，10%～25%的痛风患者有家族史，在痛风患者近亲中，患有高尿酸血症者可占10%～25%，从数字上看，痛风是具有遗传倾向和家族聚集性的。

大多数调节血清尿酸水平或痛风发作的基因与肾脏尿酸盐转运系统相关。例如，尿酸盐转运基因*SLC2A9*、*ABCG2*和*SLC22A12*参与调节血清尿酸水平和痛风发作。基因突变引起*SLC2A9*和*SLC22A12*失去功能，从而引起尿酸盐吸收减少及无限制地分泌，导致了遗传性的高尿酸血症。当然由基因的变异引起的血尿酸水平变化仅占所有血尿酸水平变化原因中的一小部分，占痛风患者的1%～2%，绝大多数原因是由后天因素引起的。

1. 生活习惯是诱因

假如在一次家庭聚餐上，大家很开心地吃了一顿丰盛的海鲜，结果爸爸和儿子都痛风急性发作，这能说明痛风发作和遗传相关吗？

归根结底，痛风或者高尿酸血症的发生除了遗传因素外，后天各种因素也起着推波助澜的作用，正如上面这个例子，生活在同一个家庭的成员，往往有着更一致的生活习惯，高嘌呤饮食本身就容易导致痛风发病，使得痛风的发病出现家族聚集性的假性增高，这与单纯的遗传因素还是有区别的。

2. 改变生活习惯更加重要

虽然遗传是痛风和高尿酸血症发病的一个风险因素，但是并不是每一个有痛风家族史的人，最终都会发生痛风和高尿酸血症。除了疾病因素外，在非先天的因素当中，衣食住行等生活方式相关因素在诱发疾病中所起的作用更大。遗传因素对痛风的发病目前尚无法改变，但是良好的生活习惯更重要，我们要学会调整自己的生活习惯，减少痛风发病的风险。

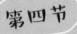

第四节

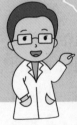

火眼金睛辨真假

> 尿酸高、剧痛、突然发作……抓住了这些症状，仿佛就揪住了痛风的"马脚"，辨别痛风好像也不是难事了？
>
> 千万不要掉以轻心！痛风有些症状跟其他疾病的症状相似，变得难以分辨。让我们来瞧瞧，都有哪些疾病容易跟痛风混淆。

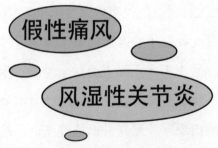

假性痛风

风湿性关节炎

一、假性痛风——焦磷酸钙结晶沉积病

"假性痛风"又称焦磷酸钙结晶沉积病（CPPD-CDD），其临床表现与痛风相似，发作起来也是关节的红、肿、热、痛，活动受限，有些人还合并尿酸高，经常被误认为是痛风发作。

但假性痛风发作程度较轻，全身大关节多见，四肢小关节较少受累，很少像痛风那样侵犯拇趾；女性发病率较男性更高，并且多发生于老年人，不像痛风那样年轻化趋势明显。通过检查可见关节滑囊含焦磷酸钙或磷灰石，X线片显示软骨钙化。因此，以现有的医学手段，可以对它们进行明确的区分。

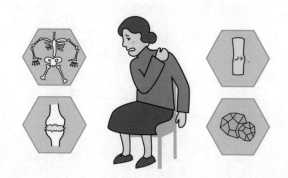

二、风湿热的关节表现——风湿性关节炎

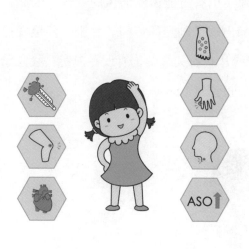

风湿热是一种常见的反复发作的急性或慢性全身性炎症，发生在关节上，就被叫作风湿性关节炎。它急性发作的过程中，局部关节红肿热痛的症状与痛风非常相似，临床中也确实有大约1/3的急性痛风被误诊为这个病。

二者虽然颇为相似，但是也不至于真假难辨。风湿性关节炎的典型表现以大关节的红、肿、热、痛为主，疼痛常常发生在对称关节，或者出现游走性疼痛，以下肢关节最多见；风湿性关节炎除了关节症状，皮肤上可能出现淡红色环状斑片，还伴有发热、咽痛、心肌炎等关节外的表现。

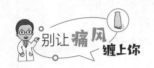

抽血检查溶血性链球菌"O"（即ASO）可比正常人增高，病情恢复或抗生素干预后，这个指标会逐渐下降。

三、关节外伤——创伤性关节炎

创伤性关节炎，是指由创伤引起的以关节软骨的退化变性和继发软骨增生、骨化为主要病理变化，以关节疼痛、活动功能障碍为主要临床表现的疾病。

痛风初发时常易与创伤性关节炎混淆，但创伤性关节炎通常有比较明确的、严重的受伤史，而且其血尿酸盐不高，滑囊液检查无尿酸结晶。

需要注意的是，关节的外伤确实也有可能诱发痛风的发作。因此，如果只是较轻微的扭伤和碰伤，却出现了剧烈的疼痛、肿胀，甚至发热等，这时候就需要赶紧到医院拍X线片查看关节结构有没有损伤，验血尿酸水平，或者通过其他医学检查来进行分辨了。

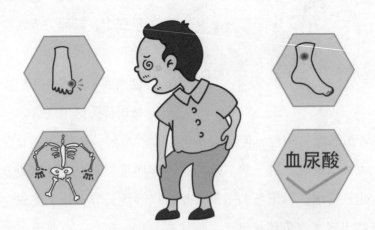

四、关节感染——化脓性关节炎

急性痛风严重的时候也可能会出现发热、头痛、全身乏力等表现。但就算没有经过治疗，在发作1周左右，症状也会逐渐改善。如果持续不缓解，并伴有寒战、高热、乏力、胃口差等中毒症状时，就需要怀疑是不是感染引起的，比如化脓性关节炎。

化脓性关节炎的关节症状与痛风性关节炎很像，都是红、肿、热、痛的急性表现。不过极少累及手足小关节，多数可以找到比较明确的感染灶，比如肺炎、泌尿系感染、血源性感染，或邻近组织的感染病灶；有的是由进行过关节腔的穿刺、手术，或关节创伤史引起。可检查血尿酸水平进行分辨，还可以通过抽取关节液培养、做X线检查进一步确定。

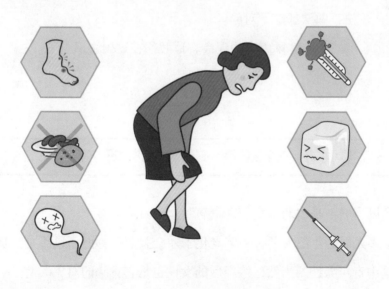

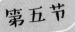

第五节

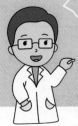

关于痛风，这些说法不可取

> 痛风的发病率在我国逐年增高，但愿意坚持治疗的患者却少之又少。其实，除了慢性疾病患者服药依从性的因素外，还有很大一部分原因是大家对这个病存在一些误解。
>
> 有些痛风患者觉得"痛才吃药，不痛不用吃"；有些人吃了降尿酸的药，痛风还是时时发作，干脆就不吃了；有些人痛的时候戒口，不痛的时候又继续胡吃海喝……其实，这些想法、做法都是不对的。
>
> 那些年和痛风闹过的误会，让我们在这里讲清楚吧。

一、痛风是"老年病、富贵病"吗

痛风当然不是"老年病、富贵病"。

很多人以为年纪大了，关节老化了才会关节痛，但痛风不是。痛风钟爱的是中青年男性，当然，绝经后的女性也是它青睐的对象。

痛风曾经是王侯将相、富商巨贾容易患上的疾病，但现在生活水平高了，痛风再也不是富贵者的专利。

"年轻化、平民化",是痛风的现状及发展趋势。所以不要有"痛风轮不到自己"的侥幸心理,做好生活调摄,健康过好每一天,才能离痛风更远一些。

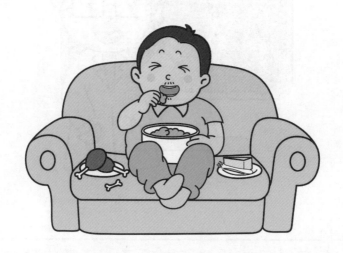

二、痛风不痛时,就不用管了吗

这种思维在痛风患者中占了大多数,但事实真是如此吗?

在痛风发作的间歇期和无症状高尿酸血症期,患者通常没有症状。有些人以为痛风这样就算是"治好了";还有些人则觉得"尿酸高就高吧,反正也不痛",从而掉以轻心。

但不痛不代表"没病"——上一节我们讲到了,痛风不仅仅是关节疼痛。即使没有急性发作,只要尿酸仍然偏高,尿酸盐就在体内长期沉积着,导致多种并发症的发生。

因此,即使是"不痛的痛风",也需要在医生指导下进行降尿酸治疗,定期监测血尿酸水平。

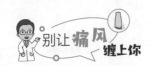

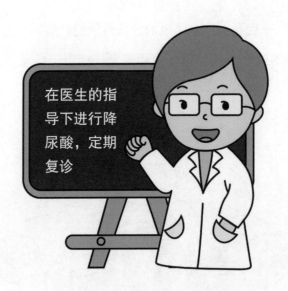

三、为何吃了降尿酸药更痛了，还不如停药

服用降尿酸药物的过程中，有时候疼痛反而发作得更频繁了。但是因此停药是不应该的。

痛风的发作是因为血尿酸水平的波动较大，尿酸盐析出沉积至关节导致的。服用药物降尿酸治疗的过程中，血尿酸可能出现较为迅速的下降，前文我们也提到过，此时尿酸盐结晶快速溶解，产生一些"微晶体"，有诱发痛风的风险。这也就能解释为什么吃了降尿酸药后痛风发作反而较之前频繁了。

对付这种尿酸下降导致的痛风，我们可以提前或者在痛风发作时服用秋水仙碱或者非甾体抗炎药，避免在降尿酸过程中痛风反复发作。

虽然降尿酸过程中痛风偶有发作，但是血尿酸可以因此得到控制，所以不可以因为痛风发作了就直接停药。一方面，停药会导致下降的尿酸又反弹回原来的状态；另一方面，尿酸的剧烈波动，更容易引起尿酸盐的析出与沉积。当尿酸降至360微摩尔/升（有痛风石者300微摩尔/升）以下时可以通过规律地复查尿酸，调整药物剂量，使尿酸值稳定在一个范围内。尿酸稳定了，痛风发作自然也少了。

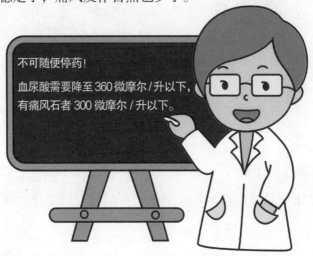

四、"偏方""神方"，一用就灵，真的可信吗

有些患者就诊的时候，常常摸出那么一两瓶包装简陋、成分不明的药物，说这是某某医生给的"自制药"，或者别人推荐的偏方，或从某地托人购买的"神药"等，效果挺不错，一吃就不痛了，有人吃这个药就治好了痛风云云。

真的这么神奇吗？非也非也！

这些药之所以有这么立竿见影的疗效，常常是因为药里面添加了糖皮质激素。

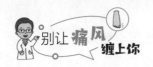

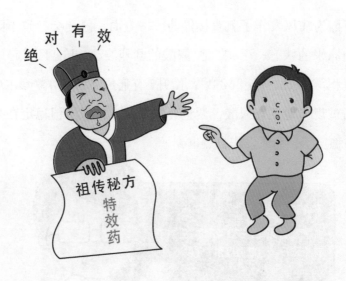

激素本身就是治疗痛风的药物之一，但只有在急性发作，剧烈疼痛时才会用来消炎止痛。靠激素来治疗痛风，可以解一时之急，却不能真正治疗痛风！

这些"偏方""神药"中常常违规添加激素，用量往往还不小。患者在不知情的情况下长期服用这些药物，不仅会出现骨质疏松甚至还会造成股骨头坏死等严重后果，一旦停药，痛风的反弹会如疾风骤雨，更加难以控制。

下次再有人推荐这些来历不明的药物时，可要留个心眼好好想想了。

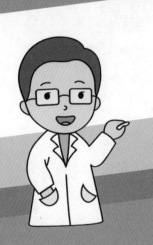

吃穿住行
防痛风

　　痛风作为目前常见的、高发的和越来越年轻化的疾病，虽然也有一定的遗传背景存在，但病从口入，痛风的发生尤其与我们的生活方式紧密相关，所以科学的饮食、合理的生活方式都可以很好地预防痛风发生，那么下面就告诉大家如何有效地从吃穿住行上去预防痛风发生。

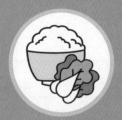 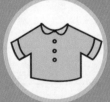 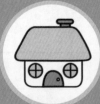 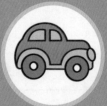

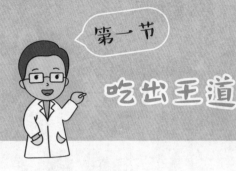

第一节

吃出王道

> 吃，对于大多数人来说，都是关乎民生的头等大事！可对于痛风患者来说，吃，往往又是引发疼痛的罪恶之源。学会经营好自己的身体，了解对的吃法，懂得如何吃得健康，又吃得开心，才是王者之道！
>
> 痛风患者要建立良好的饮食习惯。进食要定时定量或少食多餐，不要暴饮暴食，不能一餐中进食大量肉类，要减少刺激性调味料的应用，同时还要遵循以下几个饮食原则。

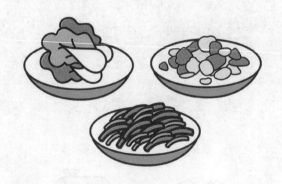

一、低嘌呤饮食

正常的饮食每日摄入的嘌呤量为600～1 000毫克，为预防高尿酸血症和痛风的发作，低嘌呤饮食要求控制食物中的嘌呤摄入量，这样当处于痛风急性发作时，每日嘌呤摄入量才能得到有效控制。

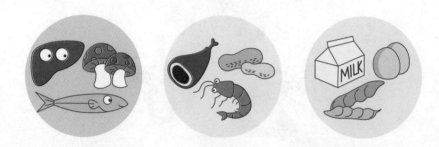

我们通常把食物分为高嘌呤食物、中嘌呤食物、低嘌呤食物三类。

每100克中嘌呤含量大于150毫克的食物称为高嘌呤食物，痛风患者无论是急性发作期或者缓解期，均应尽量避免食用这类食物。

每100克中嘌呤含量为25～150毫克的食物称为中嘌呤食物，处在痛风缓解期的患者可以适当吃一些这类食物，但不宜食用过多。因嘌呤溶于水，进食嘌呤含量较高的食物时可以采用汆水、弃汤吃汤渣等方式来过滤掉一部分的嘌呤。

每100克中嘌呤含量小于25毫克的食物称为低嘌呤食物，这类食物最适合痛风患者食用，痛风患者日常饮食应以此类食物为主。

2017年8月发布的"高尿酸血症与痛风患者膳食指导"有以下规定。

1. 建议避免食用的食物

应避免食用肝脏和肾脏等动物内脏、贝类、牡蛎和龙虾等带甲壳的海产品及浓肉汤和肉汁等。对于急性痛风发作、药物控制不佳或慢性痛风石性关节炎的患者，还应禁用含酒精的饮料。

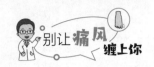
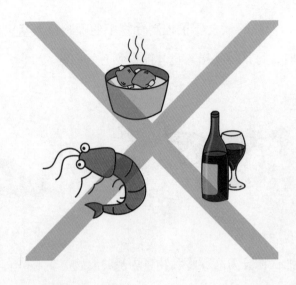

2. **建议限制食用的食物**

（1）高嘌呤含量的动物性食物，如牛肉、羊肉、猪肉等，以及鱼类。

（2）含较多果糖和蔗糖的食物。

（3）各种含酒精的饮料，尤其是啤酒和蒸馏酒（白酒）。总体饮酒量男性不宜超过2个酒精单位/日，女性不宜超过1个酒精单位/日（1个酒精单位约含14克纯酒精）。1个酒精单位相当于酒精含量12%的红葡萄酒145毫升、酒精含量3.5%的啤酒497毫升或酒精含量40%的蒸馏酒43毫升。

3. **建议选择食用的食物**

（1）脱脂或低脂乳类及其制品，每日300毫升。

（2）蛋类，鸡蛋每日1个。

（3）足量的新鲜蔬菜，每日应达到500克或更多。

（4）鼓励摄入低GI（血糖生成指数）的谷类食物。

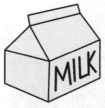

低脂乳类及其制品，每日300毫升

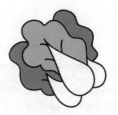

新鲜蔬菜500克或更多

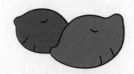

摄入低GI（血糖生成指数）的食物

高嘌呤食物：

每 100 克中嘌呤含量大于 150 毫克的食物

动物内脏	部分水产
肝、肾、脑、脾、肠等	带鱼、鲶鱼、鲢鱼、凤尾鱼、基围虾等
部分汤	甲壳类
浓肉汤、浓鱼汤、海鲜火锅汤	花甲、扇贝等

中高嘌呤食物：

每 100 克中嘌呤含量为 75 ～ 150 毫克的食物

各种畜肉	禽肉
猪、牛、羊、驴肉等	鸡、鸭肉等
部分鱼类	干豆类
鲈鱼、鲤鱼、鲫鱼、草鱼等	黄豆、黑豆、绿豆等

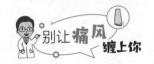

中低嘌呤食物：

每 100 克中嘌呤含量为 25 ~ 75 毫克的食物

深绿色嫩茎叶蔬菜	花类蔬菜	豆类蔬菜
菠菜等绿叶菜	白色菜花等	毛豆、豆角、四季豆等

部分水产类	大豆制品
三文鱼、金枪鱼等	豆浆、豆干、豆皮、腐竹、豆腐等

低嘌呤食物：

每 100 克中嘌呤含量小于 25 毫克的食物

奶类	蛋类	浅色叶菜
牛奶	鸡蛋等	大白菜等

根茎类蔬菜	茄果类蔬菜
马铃薯、芋头、白薯、木薯	番茄、茄子等

瓜类蔬菜	部分杂粮	水果
冬瓜等	小米、荞麦、燕麦	葡萄、苹果、草莓等

精米白面	部分海产品
米饭、馒头等	海参、海蜇皮

二、低热量饮食

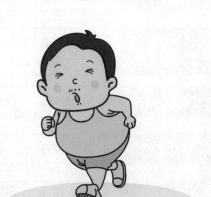

由于体重指数与高尿酸血症呈正相关，因此超重或肥胖的患者应限制能量摄入。痛风伴肥胖的患者每日总热量较正常者应减少10%~15%，要使体重逐渐降至理想体重范围，但切忌减体重过快，容易引起痛风的急性发作。

用体质指数（BMI 单位：千克／米²）判定体重状况。
BMI= 体重（千克）÷[身高（米）× 身高（米）]

BMI ≤ 18.5	体重过低
18.5 < BMI < 24.0	体重正常
24.0 ≤ BMI < 28.0	超重
BMI ≥ 28.0	肥胖

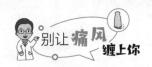

热量计算

标准体重（千克）	身高（厘米）－105
每日需要的总热量（千卡）	标准体重（千克）× 每日每千克体重需要的热量（千卡/千克）
每日所需碳水化合物类（克）	每日总热量 ×（50% ~ 60%）÷ 4
每日所需蛋白质类（克）	每日总热量 ×（10% ~ 20%）÷ 4
每日所需脂肪类（克）	每日总热量 ×（25% ~ 30%）÷ 9

（一）热量

摄入热量以达到并维持正常体重为标准。应根据患者性别、年龄、身高、体重和体力活动等估计热量需求。

1. 在轻体力活动水平情况下（如坐姿工作）

正常体重者每日摄入25 ~ 30千卡/千克热量；体重过低者每日摄入35千卡/千克热量；超重或肥胖者每日摄入20 ~ 25千卡/千克热量。

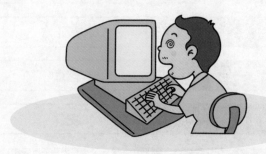

2. 在中体力活动水平情况下（如电工安装）

正常体重者每日摄入30～35千卡/千克热量，体重过低者每日摄入40千卡/千克热量，超重或肥胖者每日摄入30千卡/千克热量。

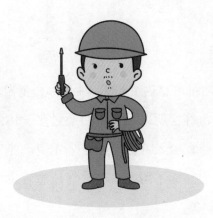

3. 在重体力活动水平情况下（如搬运工）

正常体重者每日摄入40千卡/千克热量，体重过低者每日摄入45～50千卡/千克热量，超重或肥胖者每日摄入35千卡/千克热量。

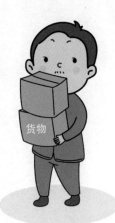

（二）碳水化合物

碳水化合物提供的热量占总热量的50%～60%。应限制添加糖摄入。宜选择低GI食物。鼓励全谷物食物占全日主食量的30%以上。全天膳食纤维摄入量达到25～30克。此类食物推荐大米、小米、燕麦、薏苡仁等。

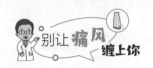

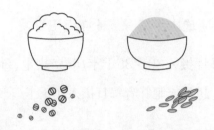

（三）蛋白质

蛋白质提供的热量占总热量的10%～20%，蛋白质经代谢后会产生代谢废物尿酸和尿素氮等，所以摄入蛋白质过多，体内尿酸含量易偏高，建议每日蛋白质的膳食摄入量为0.8～1克/千克。小麦、大米、豆腐一般都含较多的植物蛋白。为了均衡营养，痛风患者也可适量摄入动物优质蛋白，如鸡蛋、牛奶等。

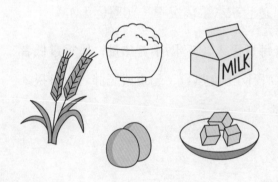

（四）脂肪

脂肪提供的热量占全天总热量的20%～30%。由于脂肪有阻碍肾脏排泄尿酸的作用，一般脂肪摄入量建议控制在每日50克左右，痛风患者要以植物油为主（橄榄油、玉米油等），并采用少油的烹调方式。少吃动物脂肪，食用瘦肉、鸡肉等，应该煮沸后去汤食用。

合并肥胖或代谢综合征者应严格限制每日脂肪摄入量，其摄入总量应低于全天总热量的25%，且饱和脂肪酸的摄入量低于全天总热量的10%。如合并血浆低密度脂蛋白胆固醇升高（≥2.59毫摩尔/升）者，饱和脂肪酸摄入量应低于总热量的7%，反式脂肪酸摄入量应低于全天总热量的1%。亚油酸与α-亚麻酸的每日摄入量应分别占全天总热量的5%~8%和1%~2%，单不饱和脂肪酸每日摄入量应占总热量的10%~15%。

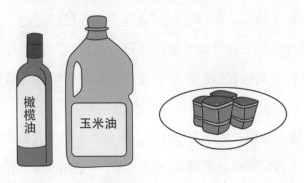

三、低盐

高尿酸血症及痛风患者往往伴有高血压，建议每天食盐摄入量不超过6克，并减少含盐量高的加工食品如咸菜、火腿肠、蜜饯、蚝油、酱油等的摄入。

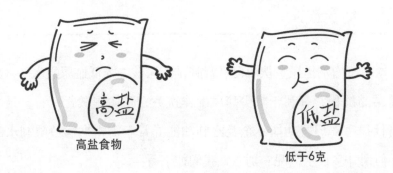

高盐食物　　　　　　　　低于6克

四、减少果糖的摄入

有研究报道，与葡萄糖相比，果糖更容易造成人体脏器内脂肪的沉积、降低胰岛素的敏感度，从而导致胰岛素抵抗升高，增加糖尿病发病风险。人体摄入过多的果糖会消耗三磷酸腺苷（ATP），使其分解物单磷酸腺苷（AMP）增加。AMP是尿酸合成旁路途径的底物，最终使尿酸生成增多，诱发痛风，并且是导致慢性肾脏病发病和进展的重要因素。另外，大量果糖可刺激长链脂肪酸合成，引起机体对胰岛素的抵抗，间接减少肾脏尿酸排泄，引起人体血尿酸水平升高。

果糖的摄入主要来源于含糖饮料、甜食和水果。含糖饮料多用玉米糖浆调味，其中富含果糖。果糖成分较高的水果包括苹果、橙子等。

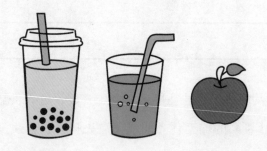

五、大量饮水

多饮水可增加排尿量从而促进肾脏排泄尿酸，降低血尿酸水平，减少尿酸盐结晶沉积，有利于减少痛风发作次数，预防尿酸肾结石，延缓肾脏进行性损害。但肾功能不全及心肺功能异常者需根据病情限制水的摄入量。何谓"多饮水"呢？别急，我们往下看。

排除肾脏疾病、心力衰竭等禁忌的情况下，痛风患者可参考以下饮水建议：

（1）每天饮水总量为2 000～3 000毫升，尽量保证每日尿量约为2 000毫升，尿酸碱度（pH值）在6.3～6.8，有利于尿酸排泄，减少尿酸盐结晶形成。

（2）分次饮水，建议早、午、晚有3次饮水量达500毫升。

（3）饮用水尽量选择弱碱性、小分子水。有研究表明，饮用弱碱性小分子水可促进尿酸排泄。

（4）研究提示，饮用柠檬水（如1～2个鲜柠檬切片加入2 000～3 000毫升的水中）有助于降尿酸。

总之，一般患者提倡每日饮水2 000毫升以上。在痛风急性发作期应饮用更多的水，以保证每日尿量约2 000毫升。随时随地小口喝，特别是运动时、睡前、晨起、洗澡后更要喝。有条件加几片柠檬，不仅能提升口感，还能补充维生素。

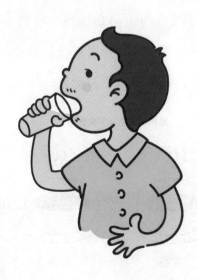

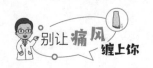

六、饮食方面还有困惑？看这里

1. 离不开茶的我还能喝茶吗

现代研究发现茶叶中含有茶多酚、生物碱、氨基酸、茶多糖、维生素、食物纤维等，茶叶里面的"精兵良将"具有抗衰老、抗肿瘤、降血脂等作用，其中茶多酚可影响人体尿酸的合成和排泄。

人体内的鸟嘌呤核苷酸、次黄嘌呤核苷酸和腺嘌呤核苷酸转化为黄嘌呤核苷酸，这是尿酸产生的重要元凶。茶多酚这员"猛将"可以抑制肝脏黄嘌呤核苷酸的活性和表达，减少尿酸产生。此外，茶水呈弱碱性，适量饮用有助于尿酸盐从尿液中排出，对降低尿酸有一定帮助。

需要注意的是，浓茶含有较多生物碱，该类物质具有血管活性，可引起血管的兴奋和收缩，可能导致痛风的发作，因此饮茶以淡为宜。

生普洱茶、绿茶等性偏寒凉的茶，对胃肠刺激较大，脾胃功能较差、胃肠道敏感的患者若要喝茶，可以适当选择熟普洱茶、红茶等经过发酵的茶。发酵后的茶往往性质偏温和，对胃肠刺激小，还具有暖胃的作用。当然具体茶叶的选择，也要根据体质而异，比如你是湿热体质，那

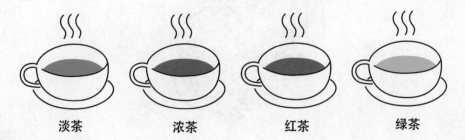

服用中药期间不能饮茶

| 淡茶 | 浓茶 | 红茶 | 绿茶 |

性温的茶就不适合你，长期饮用会助生湿热。这里需要注意的是，在服用中药期间不能饮茶，一方面，茶会影响药物的功效；另一方面，任何茶对胃都有一定的刺激，服药期间喝茶会增加胃肠道刺激。尽量不要空腹喝茶。

2. 听说喝咖啡可以降尿酸，是真的吗

据研究，咖啡含有多酚成分，而多酚可以与嘌呤和核酸相结合，防止身体过度累积嘌呤和核酸，以此降低尿酸的含量。一份国外的研究综述显示，痛风患者饮用咖啡可显著降低血尿酸水平，该研究纳入了1999年至2014年发表的9篇研究中，包括175 310名研究对象。咖啡虽然在一定程度上对痛风的治疗有所帮助，但是咖啡中的多酚成分较少，效果有限。

饭前喝咖啡容易造成胃肠刺激，因此喝咖啡的时间最好选择在早饭和午饭后，咖啡可以促进肠道蠕动，帮助消化，分解高热量食物。

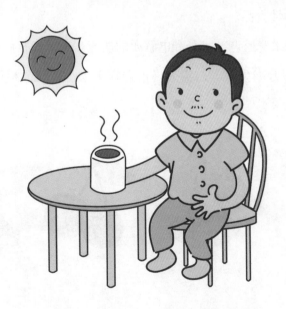

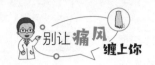

另外，喝咖啡的人群也有一定限制，儿童、孕妇、胃病患者、肝病患者，以及具有焦虑倾向的人群需要避免喝咖啡，因为咖啡可以提高人体的警觉性、灵敏性，容易引起心悸、多汗、耳鸣等副作用。

3. 该吃什么蔬菜、水果好

中华医学会内分泌学分会于2020年1月发布的《中国高尿酸血症和痛风诊疗指南（2020）》就痛风患者如何选择果蔬类食物给出如下建议：

（1）不宜进食过多含糖饮料和糖分（尤其是果糖）含量高的水果，如苹果、橙子、龙眼、荔枝、柚子、柿子和石榴等。

（2）相对而言，柠檬、樱桃和橄榄等对痛风患者有益。

（3）西瓜、椰子、葡萄、草莓、李子和桃等可适量食用。

（4）绝大多数瓜类、块茎类、块根类及叶菜类蔬菜，均为低嘌呤食物，建议食用。

（5）不宜多食香菇、草菇、芦笋、紫菜、海带及谷物胚芽等嘌呤含量较高的植物性食品。

此外，如果肾脏调节水分和电解质的功能丧失，如肾病患者、各种原因导致的血钾升高患者等，需要谨慎选择苹果、樱桃、橙子、香蕉等富含钾元素的水果。

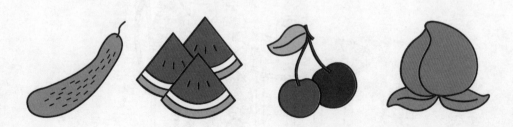

4. 能不能喝酒

我国是一个酿酒大国，酒文化源远流长。逢年过节、朋友相聚，或遇到喜庆的事情总是少不了酒。酒其实是生活的一种调味剂，但是酒精会使尿酸水平升高，是导致痛风发作的因素之一，酒对于痛风患者来说，百害而无一利。因此，建议痛风患者限酒。

饮酒会导致尿酸水平升高原因有三。一是酒精代谢增加了三磷酸腺苷（ATP）的消耗，导致人体内产生更多的尿酸。二是酒精在体内代谢，可使血液中乳酸浓度显著增高，一方面乳酸可以抑制肾脏对尿酸的排泄，竞争性抑制尿酸的排出；另一方面乳酸可以使血液中的pH值下降，由于尿酸盐在碱性环境中溶解度高，而在酸性环境中则容易析出结晶，促使尿酸盐析出结晶，沉积在关节和肾脏，诱发急性关节炎及损害肾脏。三是酒精含有嘌呤导致尿酸的产生增多。研究表明，每天酒精摄入超过15克会明显增加痛风发作的风险。

不同种类的酒对痛风发作的影响不一。其中，啤酒中含有大量嘌呤，特别是容易被人体吸收的鸟嘌呤，故啤酒升高血尿酸的作用大于其他酒类。烈性酒也有增加痛风发作的风险，而目前对于红酒增加痛风发

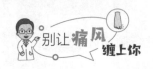

作的风险证据尚少。总之，大量饮酒，尤其是啤酒，容易使体内的乳酸堆积，抑制尿酸的排泄，还可促进核苷在肝脏的分解代谢，使血尿酸升高，增加痛风发病的风险。

尽管不少人都知道酒对痛风的影响，但很多患者仍会向医生抱怨，"没办法，工作需要，我要经常外出应酬，碍于情面，难免会喝上一两口。人在江湖，身不由己啊！"拒绝有时候也是一种美，想想喝完酒，第二天可能拄着拐杖或被人推着轮椅去医院看病，不仅耽误了自己的工作，身体也跟着活受罪。在饭局上跟朋友解释一下，朋友也会理解的，千万不要贪一时之快或哥们义气，忘了自己是个痛风患者。酒瘾严重的患者如果一定得喝，切记要避开痛风发作期，可饮适量红酒（少于150毫升/日）。

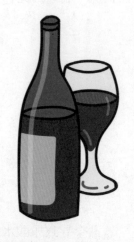

每日少于 150 毫升

5. 能吃鸡蛋、喝牛奶吗

鸡蛋和牛奶含有丰富的蛋白质，可以给人们提供必需的氨基酸。它们所含的嘌呤量很低，所以鸡蛋与牛奶也是痛风患者最适宜的营养补充剂。美中不足的是，鸡蛋中的胆固醇含量较高，尤其是蛋黄。所以，有高胆固醇血症、动脉硬化、高血压的痛风患者，不宜多吃鸡蛋，每日1个即可。如需加强营养，可用牛奶补充，因为牛奶中胆固醇的含量很低，每100克全脂牛奶或酸奶的胆固醇含量在15～30毫克。痛风患者每日可进食1个鸡蛋及饮用500毫升牛奶以满足日常身体所需。

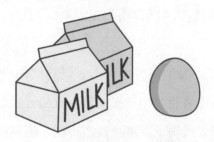

6. 动物性食品该如何选择

前面讲痛风患者饮食应遵循的几大原则时，其实已经有对食物选择的建议，但是具体怎么选择动物性食品，大家可能还是会有疑惑。下面集中来说说关于动物性食品的选择，总的来说，建议选择白肉，以瘦肉为主，并注意加工方式。

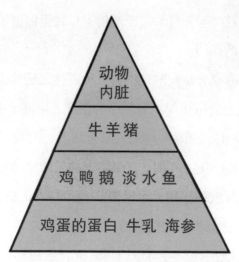

从种类而言，一般规律是，把烹饪前颜色较深的肉类称为红肉，如哺乳动物，包括牛、羊、猪等，其嘌呤含量高于白肉，如非哺乳类动物，包括鸡、鸭、鹅和淡水鱼等。动物内脏如肝、肾、心等，其嘌呤含量普遍高于普通肉类。因肥肉含有大量脂肪和胆固醇，易引起肥胖及加重尿

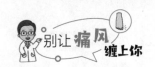
酸代谢紊乱，故进食肉类宜以瘦肉为主。鸡蛋的蛋白、牛乳、海参等嘌呤含量较低。

从食用数量而言，因个体差异较大、进食肉的种类不同，无统一标准。一般认为，痛风患者每日肉类摄入量不宜超过100克。

肉类食品的加工方式须予以重视。经腊制、腌制或熏制的肉类，其嘌呤、盐分含量高，干扰尿酸代谢，痛风患者不宜食用。而应尽量进食新鲜肉类。烹饪时，提倡水煮后弃汤食用，油炸、煎制、卤制或火锅等烹饪方式均不提倡。使用佐料时，避免使用过多盐、糖和香辛料等。

7. 苏打水要天天喝吗

医生："我天天都喝苏打水，怎么尿酸还不降呢？"

很多痛风患者对于苏打水过于迷信了！这里需要给大家详细介绍一下小苏打在痛风中的作用。

小苏打本身的成分是碳酸氢钠，一种碱性无机盐，容易溶于水。服用后在人体中可以起到碱化尿液的作用。正常人尿液pH值在5.5～7.5，偏酸性，当pH值为5.0时，90%的尿酸呈结合状态，容易形成尿酸盐结晶，不容易排泄；当pH值超过6.75时，90%以上的尿酸呈游离状态，易于排出。通过小苏打碱化尿液的作用，可以使pH值维持在6.2～6.9，提高尿酸的溶解度，避免尿酸盐沉积，预防肾脏及尿路结石的发生。这也是为什么医生会推荐患者在服用促尿酸排泄药物时配合服用小苏打。小苏打本身没有直接的降尿酸作用，只不过是通过碱化尿液，增加尿酸在尿液当中的溶解度，让尿酸更容易经肾脏排泄，提高降尿酸药的疗效。与真正的降尿酸药相比，小苏打降尿酸的作用非常有限。

另外，市面上销售的苏打水还可能还有一些食品添加剂或糖类，这样的苏打水对于痛风患者来说，不仅起不到降尿酸作用，反而可能会升高尿酸，诱发痛风。所以苏打水并不是降尿酸的好选择。

七、还需要注意什么

1. 严禁不吃早餐

现代人由于生活节奏加快，经常来不及吃早餐，于是把早饭并到午饭去吃，殊不知清晨是人体阳气旺盛，脾胃运化能力最强之时，此时进食食物可以很快被消化，若是将早饭合并至中午一起进食会出现营养过剩，最终导致肥胖，而肥胖意味着脂肪在皮下及体内脏器堆积过多，这会导致新陈代谢中核酸总量增加，进而通过嘌呤的代谢，导致尿酸合成增加，尿酸水平升高。

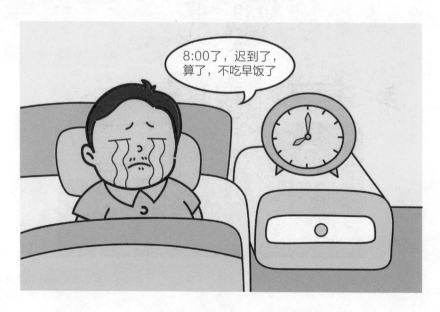

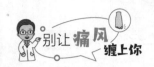

2. 晚餐应在入睡前3小时吃完

根据人体的生物钟，18:00—19:00是晚餐的最佳时间，此时进食可以利用睡前3小时把食物充分消化吸收，夜间阳气入阴，进食过晚，胃不和则卧不安，不仅损伤阳气，也会影响次日的精神状态。

3. 进食的时候先吃以蔬菜为主的副菜

富含纤维的食物容易产生饱胀感，因此进食时应先吃蔬菜，再吃鱼、肉、蛋为主的主菜，蛋白质的摄入可以控制血糖快速的升高，最后再少量进食米饭、面包等主食，这样可以有效地控制进食量。

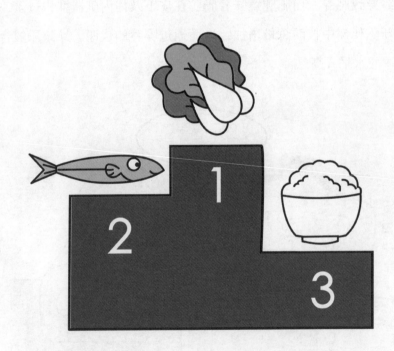

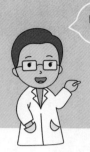

穿衣有讲究

看到这个标题，应该有人会疑惑，谁不会穿衣呢？痛风患者穿衣服还跟别人有不一样的地方吗？

答案是：有的。

因为引起痛风急性发作的原因，除了饮食因素之外，关节局部受寒也是其中的一个诱发因素。关节着凉，关节局部温度降低，血液中的尿酸在关节沉积加快，程度加重，可诱发痛风急性发作，此外，关节受寒，局部血管痉挛性收缩，关节血液供应减少，血液循环差，也是引起关节炎发作的重要因素。因此痛风患者除了关注吃的方面，同时也要注意保暖以防止关节着凉。

在夏天，外界环境温度高，多数人喜在空调房里久待或用风扇直接对着身体吹风，这时候就很容易导致关节受寒。所以使用空调时，应先确保空调温度不宜过低，其次在空调房里时可穿一些轻薄的长衣长裤，尽

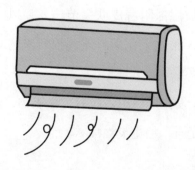

75

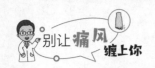

量以盖过踝关节为宜，或者在关节局部佩戴护具，等等；而在使用风扇时则可以让风扇离身体远一点或者避免风扇直吹人体。

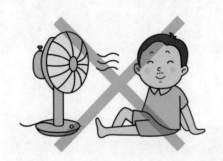
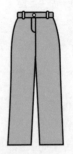

冬季天气寒冷，大家都知道要多穿衣服，但同时也不要忘了做好双足的保暖。痛风最易侵犯足、踝关节，这些关节相对人体其他部位离心脏的距离远，血液供应相对不足，因而温度也偏低，所以在寒冷的时候足、踝关节更容易受寒而诱发痛风。因此冬季除了要及时穿衣保暖外，也要增强鞋袜保暖，比如穿休闲保暖鞋或者雪地靴等。

夜间本来就是痛风最易发作的时候，因此尤其要注意夜间的关节保暖，可在睡觉时穿宽松的长裤和袜子，或者在关节没有红、肿、热、痛的时候进行睡前热敷或者泡脚。

除了避免受寒外，中医还认为痛风与湿邪密切相关，因此保持衣物干爽也很重要。在衣服材质的选择上，推荐选用透气柔和的面料。比如，我们可以选择棉质衣物，它具有良好的吸湿性及透气性，能够避免汗液长时间积聚不散而导致湿浊附着皮肤关节诱发痛风；而且棉花属天然的原材料，它质地柔和，相比于化学材质，棉质衣物对皮肤刺激更小，可减少皮肤过敏的发生。

除此之外，在痛风发作期，患者应着宽松衣物，勿紧绷束缚肿大发炎的关节，阻碍血液的流通，加重炎性症状。

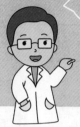

小妙招改善居住环境

> 居住条件的优劣与痛风的发病也有关系。痛风的患者宜处在良好的居住环境，若条件允许，居住的环境以向阳为妙，保证一定的日照，保持通风、干燥。但当我们无法立刻拥有这样的居住环境时，我们又应该怎么做呢？

一、祛湿

对于门窗能封闭的房间，阴雨潮湿天气时我们可以使用干燥剂，比如，可以在屋内的角落里放上一些干燥的木炭、竹炭或石灰吸附湿气，而且这些干燥剂在吸附过程中不易产生飞灰，对人体健康无害；在天气干燥晴朗时，要开窗透气，让室内的湿气散出去。有条件的话，也可以使用空气除湿机，它能调节空气湿度，相当方便。

如果没有干燥剂和除湿机，也可以将细孔海绵、厚棉布等吸水性强的布料铺在冒水厉害的墙上和地面上，当布料吸饱水后拧干并拿到室外晾晒，可反复使用。

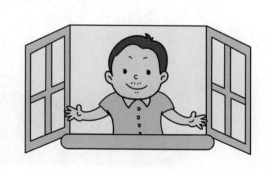

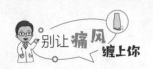

二、防潮

除了祛湿，我们还应当防潮。

在梅雨季节和潮湿气候时，应关紧门窗减少室内外空气对流，可防止潮湿气流进入室内而加重湿气。如果潮湿的源头在室内，那就要尽量严密封盖各种敞口的装水容器、不在室内放置各种湿漉漉的物品等，防止水蒸发导致湿气加重。如果室内必须放置敞口装水容器，可以给房间安装抽风机，将潮湿的空气外排，达到防潮的目的。

天气潮湿时，还可以使用电吹风、干衣机等给衣被防潮、保持干燥；天气转暖时，收纳不用的衣被可放置些防霉防蛀的片剂或者除湿盒等防潮。

另外，一些房间因为设计和装修不合理容易潮湿，对于这种情况，如果有能力和条件改造和重新装修的话，最好改造一下，增强通风能力，墙壁、天花板和地板用防潮材料装修。

以上小方法希望可以帮助大家改善生活环境哦！

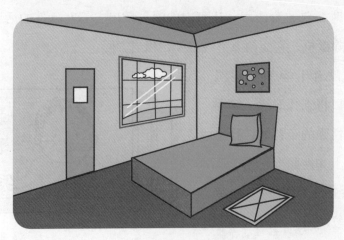

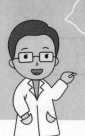

运动小贴士

> 生命在于运动，这是至理名言，但往往痛风患者一运动，疼痛就会来敲门，这是真的吗？

其实啊，这也要具体问题具体对待！一般来说，痛风急性发作时应少运动以免疼痛加重，而缓解期时适当运动是可以预防发作的。中老年痛风患者多数有超重、肥胖、高血脂、动脉硬化等情况，因此进行合适的体育锻炼会有很大的益处。

运动对于痛风患者而言，一方面可增加热量消耗、维持理想体重，另一方面可加速肌肉和组织对糖、脂肪、蛋白质的利用，降低血尿酸及血糖，减少血尿酸的生成。以肥胖型痛风患者为例，除了要在饮食上控制热量的摄入，还需要运动，因为运动时肌肉活动增加，需要大量的热量来支持，这样就可以消耗过多的热量从而减少脂肪。而对于体重正常者来说，进行体育锻炼也是保持正常体重的重要方法。所以长期坚持定时定量的体育锻炼或者做些其他体力活动是矫正肥胖、控制痛风发作的重要方法之一。

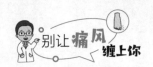

一、适宜的运动

运动的方式多种多样，但痛风患者不是什么运动方式都适合，所以首要的是选择适宜的运动。那么，运动该如何开始？应从低强度开始，逐步过渡到中等强度，避免剧烈运动，如快跑、踢足球、打篮球等。剧烈运动会使以肌肉为中心的器官的新陈代谢更加活跃，所以产生嘌呤的速度反而会比平常更快，短时间体内积攒了大量的尿酸，很容易引起痛风的发作。运动中流汗过多引起尿量减少，也会不利于尿酸排出。长时间大运动量消耗体力的项目如登山、长跑等也不可取。散步、游泳、太极拳、广播体操、快步走或慢跑等有氧运动较为合适。这些运动的活动量较为适中，时间较易把握，患者只要合理分配体力，既可起到锻炼身体的作用，又能防止过度肥胖和高尿酸血症。痛风患者可根据自己的身体状况选择适合自己的体育锻炼项目，确定运动强度和时间。

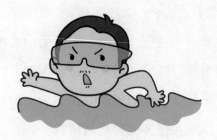

这些运动方式主要适用于痛风缓解期，而当痛风发作时，若只是少数关节疼痛症状比较严重，建议只活动没有发病的关节，试试自己是否可以忍受。也可以在疼痛间歇的时候运动，这样不但不会加重关节的症状，还有缓解症状的作用。对有心血管、肺部基础疾病者，应适度降低运动强度及运动时间。必要时结合医生对病情的评估，以明确是否适合运动。对于已有痛风石的痛风患者，只要肾功能良好、没有明显的心血管并发症、关节功能正常，而且痛风石没有破溃，仍可以根据身体情况选择合适的运动项目。

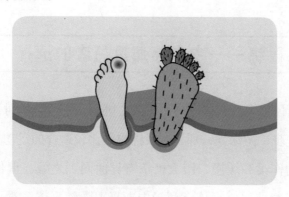

二、锻炼要适时适量

痛风患者建议规律锻炼，在运动的过程中要从小运动量开始，循序渐进，随着体力的增强而逐渐增加运动量。关键还是在于坚持不懈，建议每周锻炼4~5次，每次0.5~1小时。运动时根据自身实际情况，中间可以适当休息，不要过度劳累，避免运动量过大和时间过长。每次运动应该有锻炼前的热身活动和锻炼后的整理活动。因为运动前的热身活动可以缓慢加快心率，增加肌肉产热，预防损伤，运动后的整理活动可以调整心率及呼吸频率至正常水平。每次锻炼前应进行5~10分钟的热身活动，锻炼后应进行5~10分钟的整理活动，在进行热身活动或整理活动时，可以轻柔地舒展四肢、散步或缓慢骑行。

下午时人体内脏的功能活动及血液循环均已处于稳定状态，对体育锻炼有良好的适应能力与耐受性，所以体育锻炼的最佳时间是在午后至晚饭前这一段时间。可能有些患者起得早，习惯在清晨锻炼，那么最好是

重新调整锻炼的时间，因为清晨人体的运动机能并不是最佳的状态，而且清晨户外空气含氧量低，含二氧化碳浓度高，尤其在雾霾重时，不适宜运动。

三、八段锦——中老年痛风患者的选择

中老年痛风患者，有些有高血压或心脏病，不适合做对体能要求比较高的运动如跑步、游泳等，那么八段锦也是比较适合的运动方式。

八段锦动作柔和缓慢，跟太极拳有异曲同工之效，但比太极拳简单易学。坚持进行八段锦锻炼有利于中老年人强健身体，对于患痛风的中老年人来说，身体强健也有助于控制痛风的发作。而且长期有规律地进行八段锦锻炼，可以降低中老年人的体脂百分比和血脂，降低血压和心率，使其维持在正常水平；同时还可以降低交感神经张力，增强迷走神经张力，有助于降低老年人群患心脑血管疾病的风险。坚持八段锦锻炼还可以改善不良心理状态，可在一定程度上缓解焦虑。

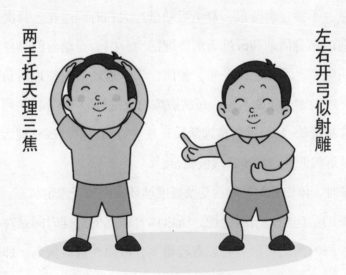

两手托天理三焦　　　　　　左右开弓似射雕

调理脾胃需单举

五劳七伤往后瞧

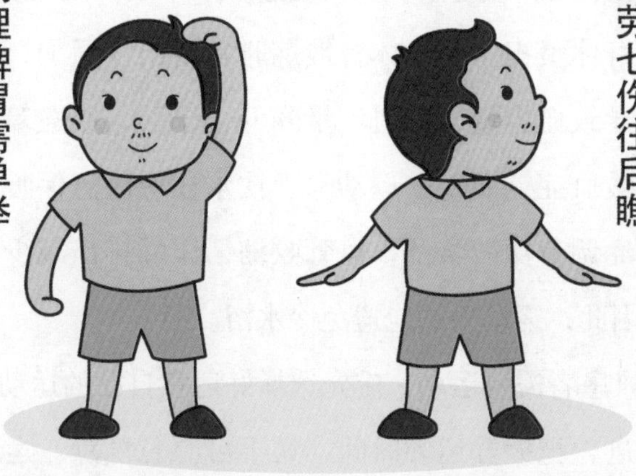

摇头摆尾去心火

两手攀足固肾腰

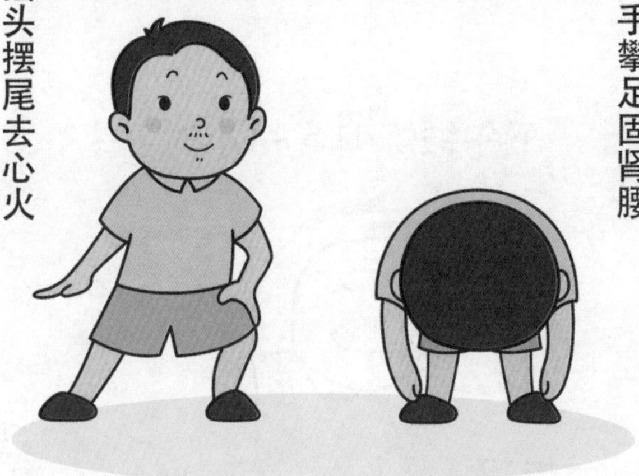

攒拳怒目增力气

背后七颠百病消

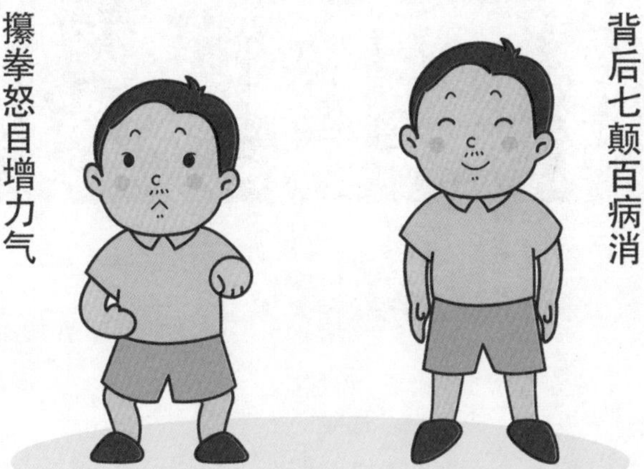

83

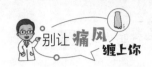

此外，运动期间，应适量饮水，促进尿酸排泄，但应避免快速大量饮水，以免加重身体负担。由于体育锻炼时常使出汗增加，特别是天气较热的时候，可导致血容量、肾血流量降低，尿酸、肌酸等排泄减少，出现一过性高尿酸血症。而冬季运动除了饮水还应注意保暖，低温严寒可使人体自主神经调节功能紊乱；血管收缩，尿酸排出减少，容易诱发痛风急性发作。因此，运动后还应避免冷水浴。

总之，痛风患者需要运动，应先选择好适宜自己的运动，同时注意运动量的循序渐进，把握好运动时间，切不可心急气躁。运动中必须注意补水，避免痛风性关节炎的急性发作。

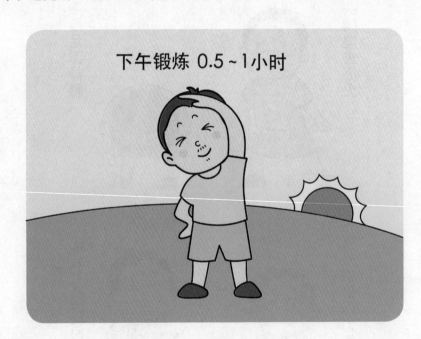

下午锻炼 0.5~1小时

第四章 04

中医方法
医痛风

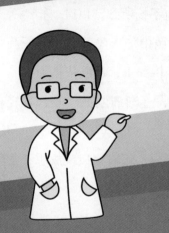

前面介绍了痛风的来源、我们该如何认识痛风及如何从生活中预防痛风。

那么，中医是如何论治痛风的呢？

朱良春、焦树德、路志正、娄多峰及李济仁五位名老中医在治疗痛风方面

有何特色呢？

何羿婷教授在临床上又是如何治疗痛风的呢？

是否有相关的中医药膳治疗痛风呢？

本章节就让我们一起来细品吧！

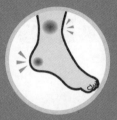

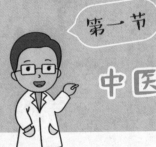

第一节

中医角度辨痛风

痛风是由湿浊瘀阻、留滞关节经络，气血不畅所致，以趾、指等关节红肿、疼痛或伴发热等为主要临床表现。参照中华人民共和国中医药行业标准《中医病证诊断疗效标准》（ZY/T001.1-94），诊断依据为：

多以单个趾、指关节，猝然红肿、疼痛，逐渐痛剧如虎咬，昼轻夜甚，反复发作。可伴发热，头痛等症。

多见于中老年男子，近些年有年轻化的趋势，可有痛风家族史。常因劳累，暴饮暴食，吃高嘌呤食物，饮酒及外感风寒等诱发。

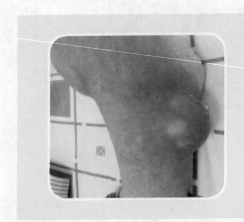
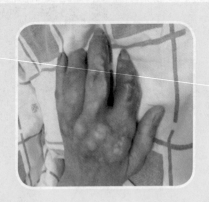

初起可单关节发病，以第一跖趾关节为多见。继则足踝、足跟、手指和其他小关节，出现红、肿、热、痛，甚则关节腔可渗液。反复发作后，可伴有关节周围及耳郭、耳轮及趾、指骨间出现"块瘰"（痛风石）。

血尿酸、尿尿酸增高。发作期白细胞总数可增高。

必要时做肾B超探测、尿常规、肾功能等检查，以了解痛风后肾病变情况。X线检查可示软骨缘邻近关节的骨质有不整齐的穿凿样圆形缺损。

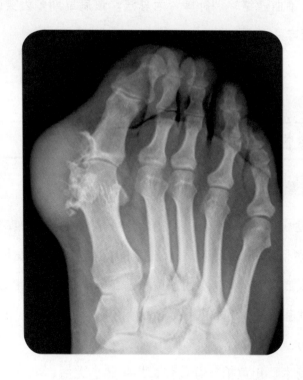

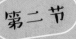

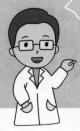

辨证论治祛痛风

> 中医治疗本病，以分期治疗为原则。以清热利湿，泄毒化浊，活血通络，调补脾肾为总法。该病早期多为实证，而中晚期可见虚实夹杂之证，甚至以虚证为主。

一、急性发作期

1. 湿热痹阻证

证候：发病急骤，局部肢体关节红肿灼热，疼痛剧烈，活动受限，病及一个或多个关节，可伴有昼轻夜重的特点，多兼有发热、恶风、口渴、烦闷不安或头痛汗出，小便短黄。舌红，苔黄腻，脉滑数。

治法：利湿清热，通络止痛。

推荐方药：四妙散合当归拈痛汤加减。

组成：苍术、川黄柏、薏苡仁、川牛膝、羌活、全当归、川芎、虎杖、防风、土茯苓、萆薢、泽泻、牡丹皮、葛根、黄芩、知母等。或具有同类功效的中成药。

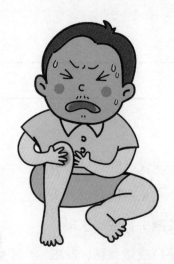

2. 寒湿痹阻证

证候：关节疼痛，肿胀不甚，局部不热，得温则舒，痛有定处，屈伸不利，或见皮下结节或痛风石，肌肤麻木不仁。舌苔薄白或白腻，脉弦或濡缓。

治法：温经散寒，除湿通络。

推荐方药：乌头汤加减。

组成：制川乌、炙麻黄、生黄芪、生白芍、苍术、羌活、当归、土茯苓、萆薢等。或具有同类功效的中成药。

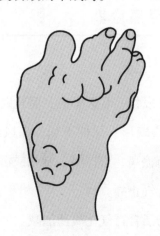

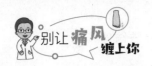
二、间歇期

脾虚湿阻证

证候：无症状期，或仅有轻微的关节症状，或高尿酸血症，或见身困倦怠，头昏重，腰膝酸痛，纳食减少，脘腹胀闷。舌质淡胖或舌尖红，苔白或微黄腻，脉细或弦滑等。

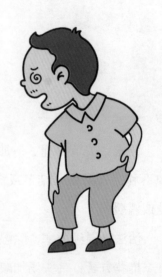

治法：健脾利湿，益气通络。

推荐方药：防己黄芪汤加减。

组成：黄芪、防己、桂枝、当归、白术、淫羊藿、薏苡仁、土茯苓、萆薢、甘草等。或具有同类功效的中成药。

三、慢性痛风石病变期

1. 气滞痰瘀证

证候：关节疼痛反复发作，日久不愈，时轻时重，或呈刺痛，固定不移，关节肿大，甚至强直畸形，屈伸不利，痛风结石，或皮色紫暗。舌质暗红或暗紫或紫，可有瘀斑，苔厚腻，脉弦或沉涩色暗。

治法：化瘀涤痰，行气止痛。

推荐方药：桃红四物汤合行气化痰药加减。

组成：桃仁、红花、当归、川芎、白芍、熟地黄、地龙、川牛膝、香附、羌活、秦艽、甘草、威灵仙、海风藤、猪苓、金钱草、土茯苓、萆薢等。或具有同类功效的中成药。

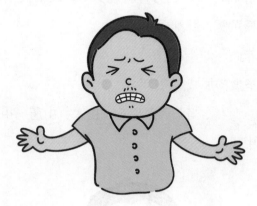

2. 肝肾亏虚证

证候：痛风发作日久，局部关节肿胀变形疼痛，屈伸不利，昼轻夜重，腰膝酸软、头昏、目眩、耳鸣，或在指尖、跖趾、耳郭等处有痛风结石。舌淡，苔薄，脉沉细。

治法：补肝益肾，通络除湿。

推荐方药：独活寄生汤加减。

组成：独活、防风、秦艽、川芎、当归、生地黄、白芍、杜仲、川牛膝、细辛、肉桂、茯苓、桑寄生、人参、甘草、土茯苓、萆薢等。或具有同类功效的中成药。

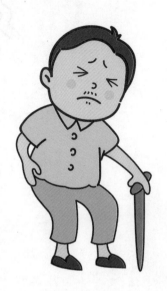

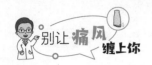

3. 气血两亏证

证候：关节肿痛，神疲乏力，脸色少华，睡眠欠佳，纳少便溏。舌淡，苔薄白或苔根黄腻，脉细弱。

治法：益气养血。

推荐方药：圣愈汤加减。

组成：黄芪、党参、当归、熟地黄、白术、山药、川芎、白芍等。或具有同类功效的中成药。

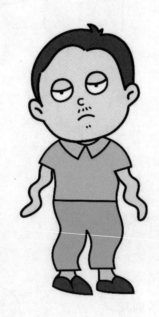

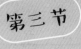

第三节

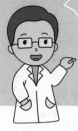

名家经验说痛风

> 历代名医对痛风的病因病机及治疗均有独特的见解，我们在第一章"追古溯源解痛风"中已有相应的讲解。今天我们就当代痹病大家治疗痛风的经验作简单介绍。

一、朱良春教授说痛风

国医大师朱良春教授把痛风归于祖国医学"浊瘀痹"范畴，认为其主要病机为湿浊内生，瘀滞经脉，而非寒湿外侵。患者多为形体丰腴、痰湿之体，并有嗜酒、喜啖肥甘之好，导致脏腑功能失调，升清降浊无权，痰湿不能泄化，与瘀血相结为浊瘀，滞留于经脉，至骨节肿痛、关节畸形，甚则溃破，渗溢脂膏。若浊瘀久聚成毒，损及脾肾，初则腰痛、尿血，久则三焦壅塞而成关格危候，即痛风性肾炎的肾功能衰竭之症。凡此皆浊瘀内阻使然，而非风邪作祟，亦非外感寒湿。治疗以泄化浊瘀、调益脾肾为法。

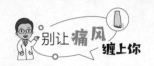

二、焦树德教授说痛风

全国名老中医焦树德教授认为本病的发病与脾肾功能失调有关。若平素饮食不节，嗜食肥甘厚味之品，饮酒无度，致脾失健运，津液代谢失常，水谷不化精而反化浊，则湿热浊邪内生；肾者水脏，主津液，司开合，为气化之本，一旦气化失职，开合不利，水液的输布调节失常，清津不能运化，浊阴不得排泄，水湿停滞，便酿为痰浊；湿热浊邪伏留于三焦血脉之中，流布于骨节、肌腱、筋膜之间；此时若过食膏粱厚味、嗜酒，或外感湿热之邪，或风寒之邪郁而化热，而致湿热更炽，流注关节，痹阻经脉，气血运行不畅则发病。

三、路志正教授说痛风

国医大师路志正教授认为痛风的发病或因内有血热，外受风寒，涉水立湿；或因饮食不节，恣啖肥甘，饮酒过度，损伤脾胃；或因劳倦过度，思虑伤脾所致。脾虚胃弱，升降失司，久必伤及肾气，肾气虚则气化不利，清浊不分，水湿内蕴日久则化热。内外之邪相引，则易诱发本病。对此，他提出健脾祛湿、综合治疗的方法。痛风急性期多以邪实为主，当治其标，可用清热祛湿、活血祛瘀、化痰通络之法。另外，他常配以一二味治痛风之专药，如清热利湿之土茯苓，清热活血之金雀根、五爪龙，活血利水之益母草，泄热通利之玉米须等。慢性期正虚邪实，寒热错杂，当标本同治，以健脾化湿，补肾通络，疏风定痛为法，则痹痛可除。

四、娄多峰教授说痛风

全国名老中医药专家娄多峰教授认为痛风主要是由于人体正气不足，阴阳失调，湿热痰瘀等病理产物聚于体内，留滞经络；复因饮食劳倦，房事不节，感受外邪，内外合邪，气血凝滞不通所致，可概括为"虚、邪、瘀"。治疗上，将痛风分为正虚候、邪实候、痰瘀候，分别采用扶正、祛邪、活血通络的治则进行论治。痛风之本在于肾脏，肾主水，肾不足则水液输布异常，湿邪内生；而痛风的湿热或寒湿之邪有赖于脾运化水湿、肺通调水道来输布和排泄。故临床上采用扶正祛湿，常用健脾益肺、补肾除湿之法。

五、李济仁教授说痛风

国医大师李济仁教授认为，痛风病属内外因杂合而致之病，病机的关键在浊湿内蕴、经脉痹阻。过食膏粱厚味，脾胃运化失司，久蕴成湿热之邪，更有外邪作祟，湿热成痰，阻滞经脉，凝于关节，气血不通，日久伤正而成瘀化痹，此为痛风基本病因。毒、热、湿、痰、瘀、虚互为因果，临床证型夹杂。在临床辨证中当细分内生或外感，详究寒热虚实、瘀血痰浊等的相互作用与转归，抓住关键病机，结合审因辨证，灵活加减药物。李老创制了经验方"消肿通经方"以清热利湿兼活血通经，尤为适用浊湿合瘀血之痛风病治疗。

何羿婷教授传承焦树德、朱良春等老一辈治疗痛风的学术思想，坚持辨病与辨证相结合，泄浊瘀、调脾肾，并根据患者的临床特点辨证用

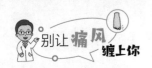

药，清热除湿、祛风散寒、通络止痛、涤痰化瘀，还常配合应用彭坚教授推荐的民间验方。近年来，在顾植山教授的指导下，运用五运六气理论针药并用，疗效显著。她在临床上诸法合用，不仅能有效解决痛风患者的关节肿痛，同时还能较好地促进尿酸的排泄，达到止痹痛、降尿酸的目的。

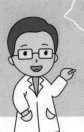

小小草药显神效

一、中草药

中医药在治疗痛风方面日益受到重视，除了系统地辨证论治外，越来越多的中药单方也被证实在治疗痛风中疗效确切，成为治疗痛风简单易行的"小妙招"。

1. 土茯苓

功效：解毒，除湿，通利关节。

临床研究观察提示土茯苓对肾功能有保护作用，并且可以增加人体尿酸盐的排泄，有助于降低血尿酸水平。单味土茯苓在痛风发作期和缓解期均有增加尿酸排泄，降低血尿酸的作用。每次可取30～60克，水煎服，每日1剂。

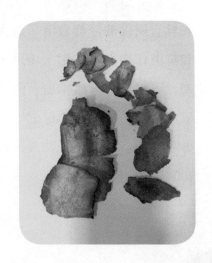

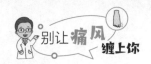
2. 粉萆薢

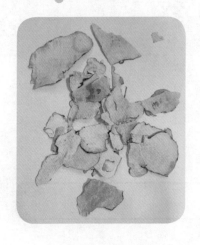

功效：利湿去浊，祛风除痹。

动物研究显示萆薢总皂苷能降低高尿酸血症小鼠的血尿酸指标，临床研究提示粉萆薢能促进人体尿酸盐的排泄，影响血尿酸的水平。将其用于痛风发作期和缓解期，可增加尿酸排泄，降低血尿酸。每次可取30~60克，水煎服，每日1剂。

3. 金钱草

功效：利湿退黄，利尿通淋，解毒消肿。

研究表明，金钱草黄酮类提取物具有明确的降低血清尿酸含量和抗炎作用。将其用于痛风缓解期，可以增加尿酸排出，降低血尿酸，防止痛风石的形成。每次可取60~120克，水煎2次，共取400毫升，分2次服用。

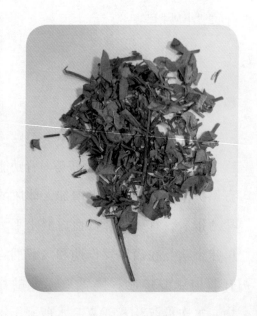

4. 车前子

功效：清热利尿通淋，渗湿止泻，明目，祛痰。

研究表明，车前子可以排尿酸。车前子需用布包，单用可取30克，加开水500毫升浸泡30分钟，代茶频饮。

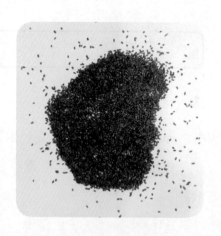

5. 百合

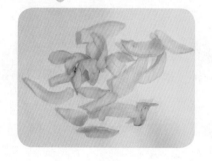

功效：养阴润肺，清心安神。

研究表明，百合含秋水仙碱，可起到防止痛风发作的作用。临床取百合30克，水煎取汁，分2～3次服用，每日1剂。

6. 玉米须

功效：利水消肿，利湿退黄。

玉米须是我国传统的药食兼用中药材，最早记载于《滇南本草》。它含有多种化学成分，有研究证实，玉米须能促进尿酸排泄，降低尿酸水平，同时还有抗炎、镇痛、抗氧化等作用，能减轻痛风所致关节疼痛。平时可以用玉米须煮水或开水冲泡代茶饮。

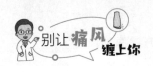

二、药膳

1. 土茯苓粥

原料：土茯苓10~30克，生薏苡仁50克，粳米50克。

做法：先用粳米、生薏苡仁煮粥，再加入土茯苓（碾粉）混煮沸食用。

2. 山药车前子粥

原料：干山药30克（研粉），车前子10克，粳米50克。

做法：将车前子装袋内，加水煎煮30分钟，取出布袋弃去。药液中加入粳米煮粥，沸后加入山药粉，煮成稠粥。每日3餐，连续服用。

3. 百合汤

原料：百合20~30克。

做法：百合煎汤，每日1剂，可长期服用。

4. 玉米须茶

原料：玉米须500克。

做法：将玉米须洗净、晒干，剪成2厘米段备用。每次取15克，冲泡，代茶饮。

5. 痛风茶饮

原料：车前子15克，马齿苋15克，土茯苓20克，茵陈15克，冰糖6克。

做法：将上述材料煎煮20分钟，滤汁后加冰糖，代茶频饮。

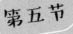

第五节

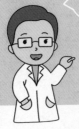

外治小招真奇妙

> 从中医的治疗方面来说，除了中药汤剂，中医外治法比如针灸、放血、按摩、沐足、外敷等，这些对痛风也都有较好的防治作用。

一、针刺疗法

针刺疗法是临床上常用的一种中医特色疗法，其根据疾病证候特点以及穴位性质选择刺激相应的穴位，以达到治病目的。中医认为，痛风是湿浊瘀痹阻经络，气血不通所致，属于"痹病"范畴，针刺疗法能够调经活络、促进气血运行，在治疗痛风方面疗效肯定。大量针灸文献及临床实践证明，针刺能直达病所，起到疏经通络、化瘀止痛的作用，具有良好的镇痛效果。现代医学研究表明，针刺疗法通过神经传导，抑制痛觉中枢，提高机体的痛阈，达到镇痛效果。

1. 选穴

一般取局部经穴和阿是穴（即痛点）为主，结合循经和辨证选穴。如

第一跖趾关节肿痛可选隐白、太冲等，踝关节肿痛可选申脉、照海等，膝关节肿痛可选膝眼、阳陵泉等，腕关节肿痛可选阳池、外关等，肘关节肿痛可选曲池、合谷等。以上疼痛局部及循经取穴，旨在疏通局部经络气血，使营卫调和而外邪无所依附，痹痛遂解。

另外，配穴方面，行痹者配膈俞、血海以活血养血，遵"治风先治血，血行风自灭"之意；痛痹者配肾俞、关元以益火之源，振奋阳气而有效祛除寒邪；着痹者配阴陵泉、足三里以健脾利湿除痹；热痹者配大椎、曲池可泻热疏风、行气消肿。

隐白：在足趾，拇趾末节内侧，趾甲跟角侧后方0.1寸（指寸）。

太冲：在足背，第1、第2趾骨间，趾骨底结合部前方凹陷中，或触及动脉搏动。

申脉：在踝区，外踝下缘与跟骨之间凹陷中。

照海：在踝区，内踝尖下1寸，内踝下缘边际凹陷中。

膝眼：在膝前区，髌韧带两侧凹陷中，内侧为内膝眼，外侧为外膝眼。

阳陵泉：在小腿外侧，腓骨头前下方凹陷中。

阳池：在腕后区，腕背侧远端横纹上，指伸肌腱的尺侧缘凹陷中。

外关：在前臂后区，腕背侧远端横纹上2寸，尺骨与桡骨间隙中点。

曲池：在肘区，尺泽与肱骨外上髁连线的中点处。

合谷：在手背，第2掌骨桡侧的中点处。

膈俞：在脊柱区，第7胸椎棘突下，后正中线旁开1.5寸。

血海：在股前区，髌底内侧上2寸，股内侧肌隆起处。

肾俞：在脊柱区，第2腰椎棘突下，后正中线旁开1.5寸。

关元：在下腹部，脐中下3寸。前正中线上。

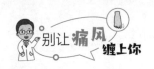

阴陵泉：在小腿内侧，胫骨内侧髁下缘与胫骨内侧缘之间的凹陷中。

足三里：在小腿外侧，犊鼻（即外膝眼）下3寸，犊鼻与解溪连线上。

大椎：在脊柱区，第7颈椎棘突下凹陷中，后正中线上。

痹病分类

痛风归属于中医痹病范畴，痹病根据致病邪气的偏盛及证候特点可分为四类：

行痹——风邪偏盛，以全身多关节发病、游走性疼痛为特点。

痛痹——寒邪偏盛，以关节痛甚、痛有定处、遇寒加重为特点。

着痹——湿邪偏盛，以关节酸楚、重着、漫肿为特点。

热痹——热邪偏盛，以关节红、肿、热、痛为特点。

2. 操作

急性发作期用泻法，缓解期用平补平泻法，均留针30分钟，每日或隔日1次。根据患者的病情适当延长留针的时间，但不可超过50分钟。

龙砂开阖六气针

中医认为，人与自然节律同步是健康的基本状态，即天人相应，反之，便会导致疾病的发生。对于痛风，素体脾肾不足是其内因，外感风寒湿邪及嗜食酒肉膏粱厚味为其外因，日久则脾湿内生，是天人不相应的一种体现。龙砂开阖六气针法是一种基于"天人相应"思想指导下的新型针刺方法。全国名中医、龙砂医学派代表性传承人顾植山教授根据《黄帝内经》中的阴阳离合理论，首创太极时相图及开阖枢图来展示的三阴三阳之气在人体内的运行节律，后由其弟子陕西宝鸡中医院王凯军根据此理论创制了该针法。

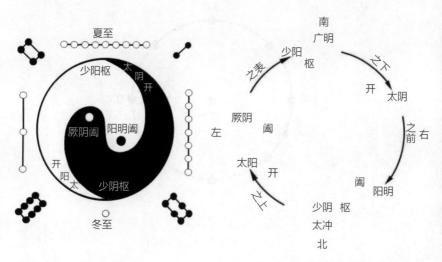

顾氏三阴三阳太极时相图　　　　顾氏三阴三阳开阖枢图

龙砂开阖六气针不同于一般的常规针刺方法，它充分运用五运六气的思想，突破了既往辨病、辨证的思维模式，诊断时辨人、辨天、辨病症，论治时司人、司天、司病症，结合顾植山教授的三阴三阳开阖枢理论，在人体相应的部位进行针刺，重新调整人体三阴三阳之气，从而使人与自然恢复和谐的状态。作为龙砂学派弟子之一，

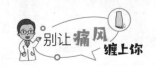

在顾老师的指导下，编者在临床上根据痛风患者所产生的证，并在某一阶段内采集到的诸症，从时间、动态的多维角度来综合分析病机，然后在头部进行针刺，应天时而治其病，取得了较好的疗效。

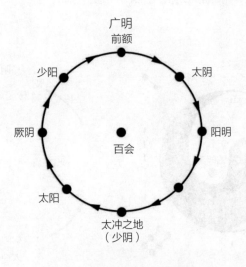

六气针法针刺方向图

二、穴位按摩

穴位按摩刺激人体特定的穴位，激发人的经络之气，以达到通经活络、调整人体功能、祛邪扶正的目的。穴位按摩与针刺疗法作用机制类似，都是通过刺激穴位发挥相应疗效，从而治疗疾病。相较针刺疗法而言，穴位按摩虽然刺激较小、作用较温和，但其对操作手法要求相对宽松，具有简便易行的特点，方便患者在家自行实施。注意：穴位的选择以及是否适合穴位按摩，应当咨询专科医生，必须在专科医生指导下进行操作。

1. 大敦

定位：大敦位于拇趾末节外侧，距趾甲角0.1寸（指寸）。

功效：大敦属足厥阴肝经，为肝经之井穴，具有调理肝肾、理血的作用。

主治：肝肾、少腹等疾患，并能治疗穴位所在部位的肿痛。大敦可作为"阿是穴"治疗痛风性关节炎引起的足趾疼痛，其中，尤以拇趾疼痛适宜。长期坚持，可缓解痛风的拇趾肿痛不适等。

操作：用拇指指尖掐按大敦2～3分钟，力度由轻至重再至轻，手法连贯。

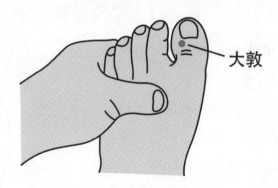

大敦

2. 腕骨

定位：腕骨位于手掌尺侧，第五掌骨基底与钩骨之间的凹陷处，赤白肉际处。

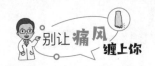

功效：腕骨属于手太阳小肠经原穴，具有疏太阳经邪、清小肠湿热作用，舒筋活络、祛湿退黄，促进机体水液代谢，帮助带走体内多余的尿酸盐，预防痛风的并发症——泌尿系统结石形成，从而减少痛风的发作机会。

主治：头项强痛、耳鸣、目翳、黄疸、指挛腕痛。

操作：用拇指指尖点按腕骨穴2～3分钟，力度适中，手法连贯，至局部有胀痛感即可。

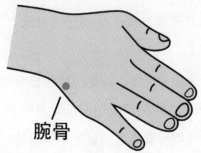

腕骨

3. 风市

定位：风市位于大腿外侧的中线上，当腘横纹水平线上7寸。

功效：风市是足少阳胆经的常用腧穴之一，是治疗风邪的要穴，具有祛风化湿、通经活络的作用。

主治：半身不遂、下肢痿痹、腰腿疼痛、坐骨神经痛等病症。"风为百病之长"，六淫的其他邪气多依附于风而起病，痛风病机之一就有风邪，因此，

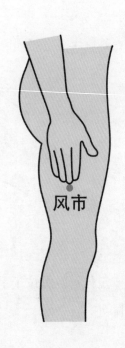

风市

刺激风市，能够有效缓解痛风诸症。长期坚持，可缓解各型痛风性关节炎的关节疼痛。

操作：用拇指指尖按揉风市2～3分钟，力度由轻至重再至轻，按摩至局部有酸胀感为宜，手法连贯。长期坚持，可改善下肢痿痹，腰腿疼痛等症状。或者用艾条温和灸灸治风市5～10分钟，皮肤微微发红发热即可。

 4. 复溜

定位：复溜位于小腿内侧，太溪直上2寸跟腱的前方。

功效：复溜属足少阴肾经，为肾经之经穴，具有补肾益阴、温阳利水的作用。

主治：水肿、腹胀、腹泻、肾炎等病症。每天坚持，能够治疗腿肿、脚痛。复溜善治水液代谢失常疾病，既可用于痛风属湿邪为病者，又能帮助减少尿酸盐在人体内的堆积，减少痛风的发作次数。

操作：用拇指指腹按揉100～200次，力度由轻至重再至轻，手法连贯。

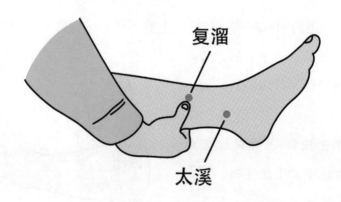

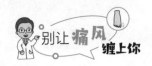
5. 阳陵泉

定位：阳陵泉位于小腿外侧，腓骨小头前下方的凹陷中。

功效：阳陵泉为足少阳胆经穴位，八会穴之筋会，是筋气聚会之处。具有清热化湿，行血祛瘀的作用。

主治：下肢痿痹、膝关节炎等病症。长期坚持，可改善下肢痿痹、膝关节炎等。

操作：用手指指腹按揉3～5分钟，力度适中，手法连贯，按摩至局部有酸胀感为宜。

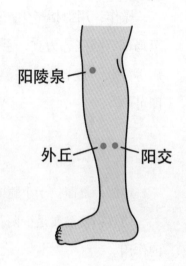

6. 曲池

定位：曲池位于肘横纹外侧端，屈肘，尺泽与肱骨外上髁连线中点。

功效：曲池为大肠经之合穴，具有清邪热、调气血、祛风湿、利关节的作用。

主治：主治咽喉肿痛、热病、上肢不遂、手臂肿痛等病症，能够缓解痛风性关节炎的手、肩、臂疼痛。长期坚持，可防治肩、臂、肘疼痛。

操作：用拇指指腹揉按曲池，力度适中，手法连贯，至穴位处有胀感为宜。

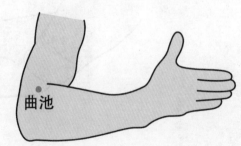

7. 手三里

定位：手三里位于前臂背面桡侧，阳溪与曲池的连线上，肘横纹下2寸。

功效：手三里为手阳明大肠经上重要的穴位，是养生强健穴，可以增强免疫力。具有调养气血、通经活络的作用。

主治：目痛、上肢痹痛、肘臂疼痛等病症，每天坚持，可用于痛风上肢关节疼痛不适者。

操作：用拇指指腹按揉100～200次，力度由轻至重再至轻，按摩至局部有酸胀感为宜，手法连贯。

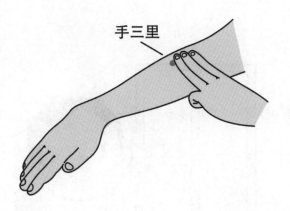

手三里

三、刺络放血

刺络放血在急性期也不失为一种快速治疗方法。即在病变的局部用三棱针，或者注射针头刺络放血，直接排出淤积在局部的瘀血，以达到缓解肿痛的作用。需要提醒大家，该方法是有创操作，操作前后应注意消毒以防感染，因此需在正规医疗机构进行，不可自行操作。

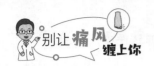

四、中药浴足

足为三阴经之始，三阳经之终，与五脏六腑有密切联系。通过足浴治疗，可以使足部气血顺畅，调整脏腑功能，起到治疗防病的作用。

需注意，不宜在痛风急性发作期、足部有破损时沐足，沐足温度需适宜，沐足后及时擦干保暖双足。

可将牛膝、泽兰、木瓜、威灵仙、鸡血藤等各等分，共同煎煮用以熏蒸、外洗足部。或者应用对症的口服中药汤剂，即前二煎用于口服，第三煎用于熏洗患处，每日1～2次，每次15～30分钟。

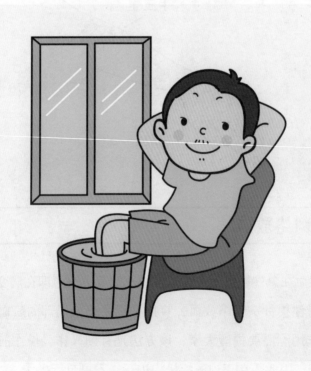

五、中药外敷

1. 青鹏膏+新癀片

先将青鹏膏均匀涂于纱布上，厚度为0.5~1厘米，再将新癀片2~4片（视痛患部位大小）碾为细末状，均匀撒于青鹏膏上，外敷于患处，予以绷带固定，每24小时更换1次。

新癀片的成分为肿节风、三七、人工牛黄、猪胆粉、珍珠层粉、水牛角浓缩粉、红曲、吲哚美辛。青鹏膏由棘豆、亚大黄、铁棒锤、诃子（去核）、毛诃子、余甘子、安息香、宽筋藤、人工麝香等组成。两者联用，止痛消肿起效快。

2. 四黄散

将适量四黄散（成分：黄芩、黄柏、黄连、大黄）加少许热水和蜂蜜调成糊，然后均匀涂抹于布上敷于患处。

需要提醒的是，应用上述方法时，应注意外敷部位皮肤有无瘙痒、皮疹等过敏反应，如出现这些情况应及时停药就医。

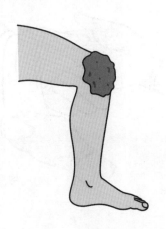

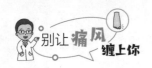

六、其他

（1）拔罐：急性发作期，局部毫针密集点刺后拔罐，每次留罐5分钟。

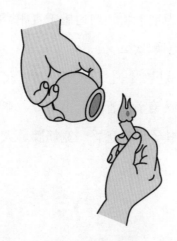

（2）中医外科清创：适用于痛风结石较大、局部破溃者，局部清创，剥除痛风结石，并予生肌膏（或其他促进肌肉组织生长、伤口愈合的膏药）外敷包扎。

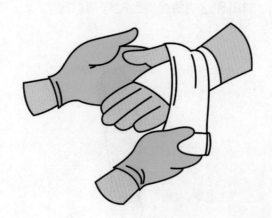

现代医学
治痛风

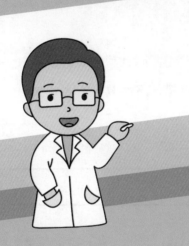

在痛风的治疗中，很多患者经过严格的饮食控制后血尿酸依然不能达标，痛风仍反复发作，需要现代医学的治疗手段来帮助实现达标治疗。但很多患者对于治疗痛风的西药不甚了解，有一定的担心，存在抗拒服用或错误服用情况，下面就详细来给大家讲解一下在不同情况下，如何选择药物。

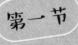

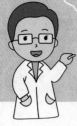

第一节

急性发作怎么办

> 痛风发作多为毫无预兆的突然发作，而且其疼痛剧烈难忍，这时候很多患者及家属都手足无措，下面教一下大家如何应对痛风急性发作。

一、非药物治疗

急性发作期应低嘌呤饮食，可食用奶制品、蛋类、卷心菜、芹菜、黄瓜、番茄、西葫芦、核桃等低嘌呤食物。戒酒、多饮水，保持尿量2 000毫升以上，尿液呈碱性，以增加尿酸的溶解度，防止结石形成。

痛风急性发作时，患肢应该减少活动，或者可卧床休息，适当抬高患肢。发作关节应该避免负重活动，条件许可时可适当行等长肌肉收缩训练以维持肌肉功能状态。比如，若发作关节为膝关节，此时宜休息，避免长时间站立、步行等膝关节负重活动，可适当行直腿勾脚训练（伸直腿后勾起脚尖），以维持膝关节周围肌肉功能状态。

急性发作期关节多红、肿、热、痛明显，这个时候要采取冷敷处理！因为冷敷可以降低局部温度，缓解局部红、肿、热、痛。切记，此时不可热敷和按摩，因为热敷会扩张血管，而急性期按摩会使局部炎症加重，进而导致已有的红、肿、热、痛进一步加重。

二、药物治疗

痛风急性发作的患者除了非药物治疗外，专家及国内外指南指出应当尽早给予药物控制炎症。越早使用，抗炎止痛效果越好。

"是药三分毒"，是老百姓经常听到的一句话。所以很多痛风患者因惧怕药物有不良反应，拒绝服用治疗痛风的西药。但这句话有对也有错，对在所有的药物都有不良反应，而错在它夸大了不良反应的程度，无形中误导了一部分患者。为什么这样说呢？部分人在患病时，觉得药吃多了对身体不好，因此一拖再拖，尤其是慢性疾病急性发作患者，对用于急性期控制症状的药物的态度是：拖到无法忍受才吃。

其实，以上做法是大错特错的！当病情需要的时候，平时被认为是"毒药"的药也能救命！而且，相比药物的副作用，疾病本身对人体的不良影响才是最大的。在这里建议痛风患者，要正确看待"是药三分毒"这句话，当痛风急性发作时，应该在专科医生指导下及时规范用药，尽早控制症状，减轻痛苦折磨。

不过有个小妙招就是：每个痛风患者的基础疾病因人而异，用药也有区别，建议痛风患者可以提前让风湿专科医生开好备用止痛的药物，以做好应急措施。

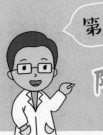

第二节

降尿酸药物如何选

一、听说降尿酸药物副作用很大,能长期服用吗

降尿酸是一个长期的过程,很多患者都会担心长期服药会有副作用,对身体健康造成影响。不可否认,降尿酸药物的确存在这样或那样的一些副作用,但是,只要规范使用,加强监测,这些副作用完全是可控的,患者大可不必因噎废食。下面让我们来看看常用的降尿酸药物有哪些,以及如何防范它们的副作用。

目前临床常用的降尿酸药物主要有三大类:抑制尿酸生成的药物、促进尿酸排泄的药物和尿酸氧化酶抑制剂。

(一)抑制尿酸生成的药物

抑制尿酸生成的药物为黄嘌呤氧化酶(XO)抑制剂,主要通过抑制嘌呤合成的起始阶段而降低血尿酸,目前临床常用的有别嘌醇和非布司他。

1. 别嘌醇

它是第一个用于高尿酸血症和痛风的黄嘌呤氧化酶抑制剂,主要通过竞争性抑制XO,阻断黄嘌呤、次黄嘌呤转化为尿酸,减少尿酸的生成,适用于尿酸生成增多型的患者。

一般来说，从小剂量开始（100毫克/天），并定期监测血常规及肝肾功能，别嘌醇所致的肝肾功能损害是可控的。需要格外警惕的是过敏反应，通常出现在规律服药1个月左右，患者服药期间如果出现皮疹、瘙痒、发热等不适，先要考虑别嘌呤醇过敏，此时应立即停药，并及时返院就医。

由于别嘌醇超敏反应的发生与*HLA-B*5801*基因存在明显相关性，因此，在服用别嘌醇前建议进行*HLA-B*5801*基因检测，对于*HLA-B*5801*基因检测阳性的患者，国内外指南均不推荐使用别嘌醇，可用其他降尿酸药物（如非布司他）代替。

2. 非布司他

非布司他是一种新型非嘌呤类高效选择性黄嘌呤氧化酶（XO）抑制剂，其降尿酸作用强于别嘌醇，且极少出现致死性超敏反应综合征，尤其适用于慢性肾功能不全患者，以及对于促尿酸排泄药有禁忌、别嘌醇过敏或不耐受痛风的患者。主要不良反应为肝功能异常、恶心、关节痛、皮疹、腹泻和眩晕等。但对于有心脏疾病的患者建议慎用。

（二）促尿酸排泄的药物

通过抑制肾小管尿酸重吸收以促进尿酸排泄，特别适用于尿酸排泄减少的高尿酸血症和痛风患者。对于尿酸合成增多或有肾结石高危风险的患者不推荐使用。

1. 苯溴马隆

苯溴马隆为苯并呋喃衍生物，可抑制近曲小管对尿酸的重吸收，完

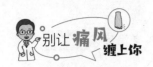

全抑制尿酸盐转运蛋白-1（URAT-1）对尿酸的转运。副作用有腹泻、皮疹、肾绞痛及粒细胞减少等，罕见副作用为暴发性肝炎。

由于患者可能因排泄尿酸过多而形成泌尿系结石，因此服用苯溴马隆时应大量饮水及碱化尿液。另外，在使用过程中密切监测肝功能，在合并慢性肝病患者中，应谨慎使用苯溴马隆。

2. 丙磺舒

丙磺舒为苯甲酸衍生物，可抑制尿酸在近曲小管的主动再吸收，增加尿酸的排泄而降低尿酸浓度，缓解或防止尿酸盐结晶生成，减少关节损伤，促进已形成的尿酸盐溶解。主要不良反应为胃肠道反应、皮疹、过敏反应、骨髓抑制等，磺胺类药物过敏及肾功能不全患者禁用。因其常干扰许多药物在肾小管的分泌，导致了药物之间的相互作用，目前临床很少使用。

（三）尿酸氧化酶抑制剂

尿酸氧化酶抑制剂主要通过分解尿酸为易于分泌排泄的尿囊素而发挥作用，降尿酸作用快而强，现国外已经有拉布立酶、培戈洛替酶和聚乙二醇化尿酸氧化酶。但这类药物最大的问题是需静脉注射，抗原性较强，容易过敏，也容易诱发痛风急性发作。故目前尚未在国内外广泛使用。

1. 拉布立酶

拉布立酶是在酵母菌培养物中提取的一种重组黄曲霉菌尿酸氧化酶，能够有效降低肿瘤所引起的高尿酸水平，常见不良反应为发热、恶心、呕吐及皮疹，严重不良反应少见。

2. 聚乙二醇化尿酸氧化酶

普瑞凯希是一种重组的聚乙二醇化尿酸氧化酶，用于治疗难治性痛风，主要副作用是过敏反应，因其价格昂贵，目前临床仍比较少用。

二、痛风患者该何时开始降尿酸治疗——巧记"56789"

很多高尿酸血症和痛风患者不知道自己该不该降尿酸？降到什么程度合适？下面告诉大家一个简单的办法，只要记住"56789"这几个数字就了如指掌啦！

5毫克/分升（相当于300微摩尔/升）：有痛风石的患者，建议将尿酸降至5毫克/分升以下。

6毫克/分升（相当于360微摩尔/升）：无痛风石的痛风患者，建议将血尿酸降至6毫克/分升以下。

7毫克/分升（相当于420微摩尔/升）：高尿酸血症最新诊断标准。

8毫克/分升（相当于480微摩尔/升）：有心血管疾病、糖尿病、高血压等危险因素的高尿酸血症患者开始吃降尿酸药物的标准。

9毫克/分升（相当于540微摩尔/升）：无痛风病史及高危因素的患者，需评估收益及风险，考虑是否启动降尿酸治疗的标准。

"56789"，你记住了吗？还需要提醒大家的是：

因人体中正常范围的尿酸有重要的生理功能，血尿酸过低可能增加阿尔茨海默病、帕金森病等神经退行性疾病的风险。因此建议，降尿酸治

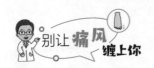

疗时血尿酸不低于180微摩尔/升。另外，在降尿酸过程中，因尿酸水平波动可能导致痛风急性发作，这就是为什么部分患者刚吃上降尿酸药就发作得更厉害的原因。这不是吃错了药，也不是病情加重了，是降尿酸过程中的常见现象，所以我们建议患者在痛风开始治疗后，规范服用秋水仙碱或小剂量抗炎药预防痛风急性发作。若是正在服用降尿酸药物而又出现痛风急性发作的患者，不建议停用降尿酸药物。

三、无症状高尿酸血症需要服用降尿酸药物吗

根据2020年1月发布的《中国高尿酸血症和痛风诊疗指南》，高尿酸血症是指无论男性还是女性，非同日两次血尿酸水平大于420微摩尔/升。

有相当一部分高尿酸血症患者可终身不出现关节炎等明显症状，称为无症状高尿酸血症。

无症状高尿酸血症患者首选非药物治疗，如调整饮食、控制体重等，事实上无症状高尿酸血症患者是否需要进行规范的降尿酸药物治疗，国内外尚存争议，一般认为需要视患者尿酸水平及是否具有合并症而定。高尿酸血症患者万万不可因为没有症状而无视它！

有临床研究显示，无症状高尿酸血症不仅会进展为痛风，其合并糖尿病、高血压、肾损伤和心血管疾病等的风险也大大增加，尤其当血尿酸大于等于540微摩尔/升 时。为了预防出现上述并发症，建议用降尿酸药物治疗。

四、痛风的治疗有什么特效药吗

答案是：没有！

痛风之痛，古人形容"痛如虎噬"，发作时的剧痛以及治疗过程之长，导致部分痛风患者四处寻求特效药，甚至确实有所谓"一吃就好"的神药。但是这些被药商吹捧的痛风"神药"，有可能添加了不知名成分，甚至是大剂量激素而未注明，长期服用会对身体产生严重不良影响，因此治疗痛风的药物必须在专科医生指导下选择及服用。

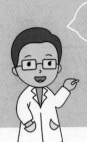

特殊人群有神招

一、备孕患者急性痛风发作时该如何选择药物

　　随着生活水平的提高，得痛风的年轻人越来越多！但年轻患者们却又可能会面临一个难关，那就是恰巧在备孕期间痛风急性发作，虽然有局部外用的止痛药膏，但还止不住怎么办？对于常规用于急性发作期的药物该怎么选择？

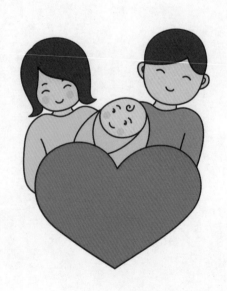

1. 非甾体抗炎药

非甾体抗炎药即所说的"止痛药"，包括双氯芬酸钠（扶他林）、布洛芬、依托考昔、塞来昔布和美洛昔康等。对于男性患者，使用上述药物不影响备孕，但我们建议待急性发作期后再继续备孕计划。对于女性患者，使用时应遵照孕早期慎用、孕中期可用、孕晚期不用的原则，且尽量间断、小剂量使用非选择性的抗炎药如布洛芬、扶他林等，在急性发作时可以按最小有效剂量服用，缓解后及时停药。此外，乳膏形式的外用止痛药也是可以使用的。

2. 秋水仙碱

秋水仙碱是痛风急性发作的特效药。曾被认为有可能致畸，然而多项家族性地中海热患者的研究表明，在妊娠期间服用秋水仙碱不会显著增加胎儿畸形或增加流产风险。风湿病女性患者在整个妊娠期间均可使用秋水仙碱。男性患者也可在备孕期间使用。

3. 糖皮质激素

糖皮质激素即"激素类药"。目前尚缺乏糖皮质激素对男性生育影响的直接相关证据。曾有大剂量糖皮质激素对男性生育影响的研究提示，糖皮质激素对男性生育并没有直接影响。所以可以推荐男性痛风患者在急性发作期按最小有效剂量服用，缓解后及时停药。女性患者在备孕期、妊娠期及哺乳期使用糖皮质激素相对安全，但应避免大剂量使用，哺乳期使用时应与哺乳时间错开，避免影响婴儿。

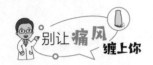

二、肾功能不全的患者止痛药和降尿酸药 该如何选择

　　肾脏损害是高尿酸血症和痛风的第二大常见共患病（第一是高血压）。二者引起肾脏疾病的机制是：血尿酸水平升高导致尿酸盐沉积于肾脏，引起肾结石、间质性肾炎和急慢性肾衰竭等。

　　因此肾功能水平是医生和患者都需关注的问题，对于肾功能不全的患者，无论在选用止痛药还是降尿酸药物时都应慎重，需要根据肾功能的水平在医生的指导下选择。

1. 止痛药

　　秋水仙碱：对于肾功能不全患者，建议根据肾小球滤过率（eGRF）调整秋水仙碱用量。eGRF为每1.73平方米范围在35～39毫升/分时，秋水仙碱最大用量1.5毫克/天；eGRF为每1.73平方米范围在10～34毫升/分时，禁用秋水仙碱。

　　非甾体抗炎药：轻中度肾功能不全者谨慎短期使用，中重度肾功能不全者避免使用；服药期间建议多饮水。

　　激素：肾功能不全患者痛风发作首选。中重度肾功能不全患者应注意血压。

　　部分患者在急性发作期因炎症应激等原因可出现肌酐水平上升，表现为中重度肾功能不全，这种情况可以考虑在监测及补充水分情况下酌情服用止痛药，以尽快改善炎症，有利于肾功能尽早恢复。

2. 降尿酸药物

别嘌醇：根据肾功能水平，降低剂量使用。eGRF在每1.73平方米小于15毫升/分时，禁用别嘌呤醇。

苯溴马隆：相较别嘌醇而言，苯溴马隆对肾脏损害较轻，有泌尿系结石的患者应根据肾功能情况权衡利弊后再用，对于慢性肾脏病4～5期（eGRF在每1.73平方米小于30毫升/分时）患者不推荐使用。

非布司他：主要在肝脏代谢，经肾脏和肠道双通道排泄，与其他降尿酸药物相比，其降尿酸效果及肾脏的保护作用更佳，轻中度肾功能不全的患者不用调整剂量。

针对肾脏病3期以上（eGRF在每1.73平方米小于60毫升/分时）的患者明确提出推荐使用黄嘌呤氧化酶抑制剂（如别嘌醇或非布司他），不推荐促尿酸排泄药物（如丙磺舒）。

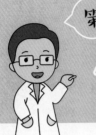

停药时机有讲究

> 临床上经常会有患者问："医生啊，我已经吃了很长一段时间的降尿酸药物了，什么时候可以停降尿酸药物呀？天天吃药，我感觉生活都没什么乐趣了。"
>
> 那么降尿酸药物到底能不能停？何时能停呢？让我们往下看。

一、痛风的有效达标治疗

首先，我们需要了解一下什么是痛风的有效达标治疗。

痛风的有效达标治疗是指通过治疗后，痛风发作缓解，同时尿酸水平控制在一定目标范围。痛风发作和尿酸盐结晶有关，通过将血尿酸水平控制到一定浓度（低于血液中尿酸的饱和度），并持续稳定在该水平，从而促进尿酸盐结晶的溶解，阻止新结晶的形成。

2016年欧洲抗风湿病联盟设定的血尿酸达标值为300微摩尔/升或者360微摩尔/升。简单来说，要使尿酸盐结晶溶解或阻止新结晶形成，男性和绝经后女性需要保持血尿酸水平长期控制在360微摩尔/升以下，而绝经前女性、有痛风石、频繁发作的严重痛风患者需要保持在300微摩尔/升以下。

二、血尿酸达标了，是不是可以停用降尿酸药物

在了解了痛风的达标治疗后，那么，血尿酸降至达标值是不是就可以停药了？

并不是尿酸正常就可以停用降尿酸药物。大部分患者可能需要终身用药。

部分患者若使用低剂量药物能够长期维持尿酸达标且没有痛风石的证据，可尝试停用降尿酸药物，但仍需要定期检测血尿酸水平，维持血尿酸水平在目标范围。

痛风的治疗在血尿酸降至目标值时不可以马上停药，必须使血尿酸在目标值以下维持一段时间。因为在此期间，已经沉积在关节及组织里的尿酸盐结晶开始向血里溶解，直到关节及组织里的尿酸盐结晶明显减少时，痛风才不会反复发作，才可能预防进一步的痛风并发症，比如肾损伤等。

值得注意的是，在降尿酸治疗过程中，尿酸水平波动，尿酸结晶溶解，可能导致痛风反复发作。在此期间切不可随便停药，以免前功尽弃。那有没有办法能够使该阶段不要这么痛苦呢？答案是：有，可以在医生的指导下服用小剂量非甾体抗炎药或者秋水仙碱，有研究证实在降尿酸治疗期间服用此类药物可以有效预防痛风急性发作。

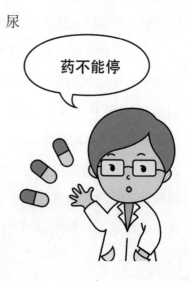

药不能停

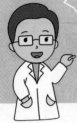

第五节

痛风石如何消

一、痛风石是怎么形成的

痛风石的本质是尿酸结晶。当体内的尿酸水平太高，超过血液溶解饱和度，无法继续溶解，就会慢慢地在关节或皮肤凝结成结晶，形成所说的痛风石。

肉眼可见痛风石多发生于皮下组织或关节周围软组织，外观为皮下隆起的大小不一的黄白色赘生物，小如芝麻，大如鸡蛋或更大，皮肤表面非常薄。典型部位是耳郭及病变关节周围，如第一跖趾关节等。现代医学检查还可见关节腔内、肾脏内的痛风石，甚至有部分患者的痛风石可以长到脊髓里，导致腰痛、下肢瘫痪等严重并发症。

从高尿酸血症到痛风石的形成，一般需要数年，平均在11年。但这不是一个绝对的数值，和患者的尿酸水平有关系。一般认为，血尿酸在540微摩尔/升以上时，50%的患者可能合并有痛风石。总之，血尿酸水平越高，病程越长，发生痛风石的机会越大。

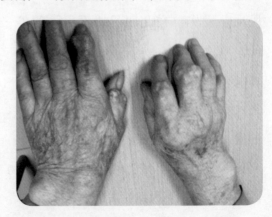

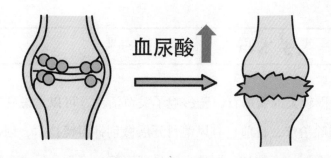

血尿酸↑

二、痛风石有什么危害

痛风石不仅可以诱发痛风性关节炎的发作，还可造成关节软骨和骨质破坏，周围组织纤维化，导致慢性关节肿痛、僵直和畸形，甚至骨折。还有些痛风石沉积在肾脏，引起肾结石，诱发肾绞痛。部分痛风石压迫神经还可出现局部关节活动受限、麻痹疼痛症状。所以有了痛风石需要积极处理。

三、吃药能消吗

关节腔内的小痛风石，通过长期控制血尿酸，将血尿酸浓度控制在理想范围内，是可以慢慢溶解最终消除的。研究表明，当将血尿酸水平控制在300微摩尔/升及以下时，原来沉积到关节腔里的尿酸盐结晶就能重新溶解回血，通过小便等途径排出体外。因此，较小的痛风石，通过积极规范的药物治疗，是可以消除的。

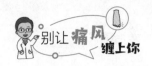

四、需要手术吗

关节周围较大的痛风石，若影响了关节活动，可以考虑到外科或骨科行手术切除治疗，目前也有风湿科开展微创针刀镜技术，创伤小，风险低。但是需要注意的是，这种方法虽然直接、有效，但也有局部伤口难以愈合、感染及诱发急性痛风性关节炎等的风险。值得一提的是，如果不能有效控制血尿酸，痛风石在手术治疗后，还是会复发的。谨慎评估，规范进行后续痛风管理，手术治疗可以事半功倍；但是，如果盲目进行手术治疗，不做后续的痛风管理，可能出现"白挨一刀"，痛风石仍然越长越大，痛风仍然反复发作的情况。

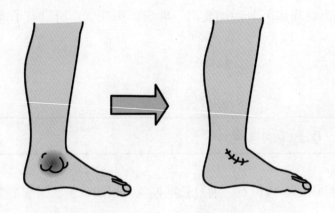